愛媛大学医学部附属病院
総合臨床研修センター 助教
内藤知佐子

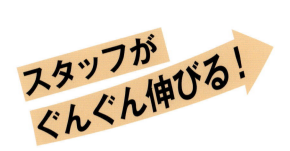

スタッフが
ぐんぐん伸びる！

看護管理者のための
「教え方」「育て方」講座

誰も教えてくれなかった
最強の
ファシリテーション＆
コーチング術

MCメディカ出版

はじめに

　はじめまして！ 京都大学医学部附属病院 総合臨床教育・研修センターにて
"教えること"を生業としている内藤知佐子と申します。まずは、拙著を手に取っ
ていただいたことに、心よりお礼を申し上げます。ありがとうございます。

　おそらく、この本を手にしているということは、"教える"ということに悩みや
解決したい課題を抱えている方だと想像しています。職場には、実にいろんなス
タッフがいます。昔からのやり方に固執して新たなことを恐れる「古きを重んじ
すぎる化石さん」。言い訳をさせたら右に出る者がいない「言い訳のプロ」。なん
ど教えても見事にリセットされて技術が積み上がらない「リセット型新人」。十分
な素質はあるのになぜかかたくなに昇進を拒む「永遠のスタッフさん」などなど、
その個性は豊かです。なかには、このようなバラエティに富んだスタッフにやり
込められ、先に倒れていく管理者や指導者も多いのではないでしょうか。

　でも、大丈夫です。本書では現場で生かせる具体的な教え方を、ファシリテー
ションとコーチングのスキルをふまえて、事例をまじえながら解説していきま
す。日ごろの自分の立ち居振る舞いや実際の場面を想像しながら、読み進めてく
ださい。きっと、できていることも多いはずです。ポイントは、漠然と OK では
なく、なぜその関わり方が OK だったのかを、構造化しながら具体的にとらえる
ことです。いわゆる KKD（経験・勘・度胸）で実践していた何となくの指導か
ら脱却し、意図的に効果的な指導を実践できるステキな管理者になっていただけ
ることを願っています。そして、今みなさんが抱えている課題が、本書を通して
少しでもよい方向へと進み、みなさんの心が軽くなっていくことを願っています。

2019 年 7 月

内藤知佐子

看護管理者のための
「教え方」「育て方」講座

CONTENTS

はじめに ……………………………………………………………………… 3

第**①**章

看護管理者のための教え方講座

1 「学びほぐし」から始めよう ………………………………… 8

2 指導者に求められる 7 つの心構え ……………………… 13

3 教え方のコツは 3 つだけ ① きく ……………………… 21

4 教え方のコツは 3 つだけ ② みる ……………………… 30

5 教え方のコツは 3 つだけ ③ 伝える …………………… 35

6 学習者である「大人」のとらえ方と関わり方 ………… 45

7 新人は、ベテランを見ているだけでは育たない ……… 49

8 時間ではなく、質を担保する ……………………………… 54

9 実 践 編 ①

看護師長が培った「秘めたる臨床の知」………………… 59

10 実 践 編 ②

師長としての振る舞い方・関わり方 ………………… 72

第 **2** 章 プロセスレコードで学ぶ

スタッフに寄り添う育成術

---

1 新人育成術

ミスを繰り返すスタッフ ①

〜 3 つの枠組みで全体像をとらえる ………………………… 88

ミスを繰り返すスタッフ ②

〜効果的な「伝え方」を意識しよう ……………………… 95

ミスを繰り返すスタッフ ③

〜指導者自身の"受け止め"を変える ……………………… 101

今どきの若者の言葉遣い

〜感情論ではない客観的な指導 ……………………………… 107

看護記録が書けない

〜タイプ別にスモールステップで指導を ………………… 113

2 若手育成術

言い訳が多いスタッフ

〜「不都合な信念」を転換しよう ………………………… 124

成長しないスタッフ
～解決に焦点を当てたアプローチ ……………………………… 131

どなる医師への対応方法
～ロジカルコミュニケーションを活用しよう ……………… 137

心配性で任せ下手な師長
～マイルストーンで任せ上手になる ……………………… 144

3 中途採用者育成術

転職を繰り返す看護師
～モチベーションを高める関わり方 ……………………… 150

元気がない中途採用者
～「学習性無力感」を解消するには …………………… 157

4 中堅・ベテラン育成術

三日坊主で終わるスタッフ
～「なりたい自分」をイメージさせよう ………………… 166

かたくななベテラン
～「信念対立」を解消し変容を促す …………………… 172

「師長になりたくない」副師長
～管理職の魅力を伝える関わり方 ……………………… 179

活気のないカンファレンス
～スタッフ育成の場にするためには …………………… 185

索　引 …………………………………………………………… 191

第1章

看護管理者のための教え方講座

管理者に必須でありながら、
足りないことが多いのが「教える技術」。
管理者に求められているのは、
効果的に人を育てるためのスキルとマインドです。
人は宝。人財なのです。
価値観が多様化する現代のスタッフの成長を助ける、
サポーティブな"教え方"を身につけましょう。

第 1 章

教え方講座

1

「学びほぐし」から始めよう

「学びほぐし (unlearn)」という言葉を聞いたことがあるでしょうか。Unlearn を日本語に訳すと学習棄却となります。学習と棄却という相反するこの言葉。簡単に言えば、これまで学んできたことから一度離れ、自身のなかに潜む価値観や考え方を俯瞰し、新たな価値観や考え方、知識を取り入れて自己を見つめ直しましょうということです。自己を見つめ直すことができれば、自身の課題も見えてきます。つまり学びほぐしは、あなた自身の成長にもつながる行為なのです。

今、この「学びほぐし」をできる人材が求められています。それはなぜか、もう少し詳しく解説していきましょう。

変化が激しい世の中、「教え方」は変化しているか？

医療は日進月歩です。同時に、世の中も目まぐるしく変化をし続けています。つまり、その環境に生きるわれわれも、日々変化をし続けているのです。エビデンスが変われば、看護技術の手順も変わるように、従来のやり方を踏襲するだけでは、現代には太刀打ちができません。

にもかかわらず、「教え方」は変化しているでしょうか。10年前と変わらぬ教え方をしている施設も多いのではないでしょうか。時代が変われば、価値観も変わります。以前のように、看護学校時代から寮生活が始まり、学生の頃から実習場の理念が叩き込まれ、昼も夜も仲間とともに過ごす毎日のなかでは、自然と価値観も同化していきました。そのため、受け入れ側の指導者が価値観の違いに驚

8

いたり戸惑ったりすることは、今ほど多くはなかったと思います。

　しかし現代は違います。バブルが弾けた時代を知る親や教師たちは、子どもの将来を案じて手に職がつく仕事を勧めます。"さとり世代"と呼ばれる若者は堅実な将来のために、続く"つくし世代"は誰かのために尽くしたいという気持ちから、言われるがまま看護師を目指す。つまり、自らの思いではなく、周囲の勧めで看護師を目指す人が増えているのです。今どきの看護学生や新人たちを見て、自分たちのときに比べて看護に熱くないなと感じるのは、こういった背景の一端もあるのです。

　ダイバーシティとよばれる価値観が多様化する現代、絶えず変化をし続ける現代だからこそ、多種多様な荒波を乗りこなす、柔軟な対応ができる人材が求められています。対象が変化し続けているのに、あなたはいまだに従来の教え方を続けますか？

　学びほぐしは、あなたが培ってきた長年の経験を捨てなさい、という意味ではありません。その経験を大切にしながらも、意識的にそれらを横に置き、今どきの教え方に触れて、自身のなかに潜む「こうあるべき」や「こうあらねば」に気づき、新たな価値観や考え方を吸収する管理者の心を育ててほしいのです。

"モノの見方"は人それぞれ

　まずは一緒に体験してみましょう。

　さぁ、想像してください。コップに半分、お水が入っています。
　質問❶そのお水を見て、あなたは何を感じましたか？
　質問❷そのコップの材質は何だったでしょうか？
　　　　（材質：紙、ガラス、プラスチックなど）

　あなたは、どんな風に感じましたか？　「半分かぁ、少ないな……」と思う人もいれば、「半分も入っている」と思う人もいます。また、コップと聞いてガラスの

コップを想像した人もいれば、紙コップやマグカップをイメージした人もいるでしょう。何を想像し、どのようにとらえるかは、人それぞれなのです。

この"私のモノの見方"は、それぞれの過去の経験に大きく影響を受けると言われています。同じものを見ているからといって、同じことを感じているとは限らないのです。何を感じ、どのようにとらえているかは人それぞれなので、言葉を介さない限り、それらを互いに確認することはできません。同じものが見えていることを前提に指導をするから、うまくいかないのです。まずは、自分と相手との間に潜むこのギャップやズレを埋めることから始めましょう。

そのためには、自身の価値観や考え方をいったん横に置き、相手の価値観や考え方に触れることが重要です。患者の体験世界をとらえて看護を実践するように、寄り添い、相手の体験世界をとらえたうえで指導を行うのです。相手の目や思考を通して物事をとらえるからこそ、新たな気づきが得られ、解決への糸口をつかむことが期待できるのです。

そして、自分と相手との間に潜むこのギャップやズレを埋める方法がコミュニケーションです。指導におけるコミュニケーションのコツは3つ、「きく」「みる」「伝える」です。本章の教え方講座③④⑤で、その実際をみていきます。

マイルールを解きほぐそう

とくに看護職が気をつけておきたいのは、自身のなかに潜む「こうあらねば」「こうあるべき」という強い規範です。確認、確認、確認の、間違ってはいけない世界で毎日過ごしていると、どんどん自分のなかに強い規範＝マイルールが生まれていきます。そのマイルールは、柔軟な考え方を妨げるばかりか、ときに押しつけることで相手を苦しめ、またあるときは自身をがんじがらめにして追い込んでしまうことさえあるのです。

みなさんのなかには、どのような「こうあるべき」と「こうあらねば」があるでしょうか？ 新人はこうあるべき、中堅はこうあるべき、指導はこうあるべき。どれもみなさんの経験を通して生まれてきたものです。これまでに紡いできた経

験という名の毛糸や、成果という名のセーターを大切にしながらも、一度ほどいて新しい編み方（理論やコツ）を取り入れ、令和の時代に合わせた、あなただけの素敵な1枚を一緒に編んでみませんか？

☑ 教え方ポイント❶

変化する時代や多様な価値観に合わせた
「学びほぐし」が自らを成長させる！

▶ COLUMN

「指導者の樹」──根っこを育てよう

　あなたの目の前に、1本の大きな樹があります。樹でいちばん大切なのは、どの部分だと思いますか？

　私は、根っこの部分だと考えています。根がしっかりと張り巡らされていないと、樹は十分に水分や栄養分を枝葉に運ぶことができず、強い風が吹くと倒れてしまいます。根っこは、大事な樹の土台です。どんな強い風にも負けない、強い土台を育てることが、どのような困難な場面も乗り越えていく指導者の育成につながっていきます。

　この樹を指導者ととらえて考えてみましょう。指導者には、スキルとマインドが求められます。この根っこの部分は、指導者としてのマインド、心構えに当たります。そして枝葉の部分は、スキル、いわゆる指導の How To の部分に相当します。私たちは、How To が大好きです。スキルばかりが先行してしまうと、枝葉ばかりが大きくなってしまいます。ふと足元を見ると、根っこが全く育っておらず貧弱な状態のままです。もしも、このような状態で強い風が吹いたら、一体どうなるでしょうか。そうです、樹はいとも簡単に倒れてしまうのです。

　指導者にとってスキルとマインドはどちらも必要な要素です。バランスよ

く育つよう環境を整えましょう。
　では、幹の部分は何に当たるでしょうか？　ここは、それぞれの指導者が持つ看護観や指導者観など、さまざまな価値観に相当する部分です。根っこから吸い上げた水分栄養分は、必ずこの幹を通り、枝葉に伝わり、指導となって学習者へ提供されていきます。あなた自身の価値観が、教育に影響を及ぼすということを肝に銘じておきましょう。
　とくに看護観は、看護師が看護実践をするうえで大切にしているもののことで、看護師の職業的価値観とも言われています。ある研究によると、3年目の看護師が看護観について上司や同僚と話す機会は5割以下という報告があります。みなさんは、スタッフと看護観について語る機会はありますか？　そして、あなたの指導観や教育観を他者と語る機会はあるでしょうか。あなたは何を大切にして人を育てますか？　自問自答や語りを通して、自身の指導観や教育観も育んでいきましょう。
　まずは土台作りです。足元から固めていきましょう。

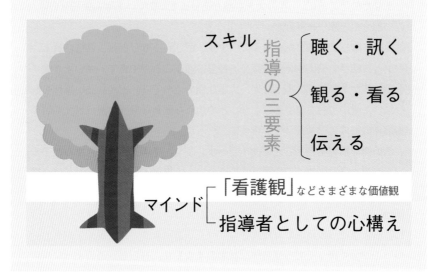

指導の三要素
スキル ｛ 聴く・訊く／観る・看る／伝える ｝
マインド ｛ 「看護観」などさまざまな価値観／指導者としての心構え ｝

第 1 章

教え方講座

2 指導者に求められる 7つの心構え

どんなに指導スキルがあっても、そこに心が無ければ学習者には伝わりません。学習者に指導者のメッセージがしっかりと届くために必要な指導者としての心構えを共有しましょう。

心構え1：人は必ず「〇〇〇」

見出しの〇〇〇のなかには何が入るでしょうか。そうです、答えは「太る！」……ではなくて、「伸びる」ですね。

人の成長には個人差があります。見た目にもわかるほど成長が実感できる人もいれば、そうでない人もいます。また、当初は「大丈夫かな？」と心配になるような人でも、きっかけを得ることでグンと成長することもあります。いつ伸びるかは、神様にもわかりません。大事なことは、「〇〇な人」と負の用語でラベリングをしないことです。ラベリングしたとたん、たとえ成長をしていたとしても、あなたの瞳にはそれが映らなくなります（ラベリング理論）。

よく耳にする「最近の若者は」が、その典型的な一例です。最近の若者をつくるのは、いつの世も時代です。各世代の世相が反映されて、今どきの若者をつくっていくのです。どうせするなら、プラスのラベリングをしましょう。「必ず伸びる」「期待できる」と信じて関われば、どんどん成長していきます（ピグマリオン効果）。今、目の前にいるのは幼虫やサナギかもしれませんが、いつかは必ず蝶になるのです。

13

実は私自身も、ダメな学生で、ひどくできない新人でした。今の自分があるのは、決して私のことを見放さなかったプリセプターをはじめ、看護師長さんや副看護師長さん、そして多くの先輩方のおかげです。心から感謝しています。

必ず「伸びる」と信じることから始めてみませんか？

心構え2：教育のゴールは「○○」が変わること

続いてこちらの○○には何が入るでしょうか。行動？ 態度？ 相手？ 自分？

退院指導の場面を思い描くと、わかりやすいと思います。答えは「自分」です。日々の仕事のなかで私たちは、患者の個別性をとらえ、退院指導の方法を変えながら患者とその家族に対応しています。Aさん（患者）には、パンフレットを先に持って行こう。Bさん（患者）の場合は、パンフレットを先に持って行くとかえって混乱をしてしまうから、少しずつお話しをしながら進めていこう。あの手この手で私たちがやり方を変えるから、患者の行動変容を促すことができるのです。

教育も同じ考え方です。対象を、患者から学習者に変えるだけです。相手を変えようと思っても、なかなかうまくはいかないものです。まずは、自分が変わることが教育のスタートであり、ゴールにつながっていくのです。

人間は相互作用です。あなたが変わったとき、これまでにはなかった変化が初めて起こります。やがてその変化は、次の変化へと連鎖していきます。その最初のきっかけをつくることができるのは誰ですか？ あなた自身です。自分を変えられるのは自分だけ。自分の新たな一面を、未知の部分を開花させてみませんか？

COLUMN

自分を変える第一歩とは

そうは言っても自分を変えるのは大変そう……と感じているみなさんへ。たしかに、何十年もその自分でやってきたのに、それを今になって変えるのは相当に大変なことです。そう思うと、患者さんたちの行動変容は、本当に

尊敬に値するものだと改めて考えさせられます。

　なかなか行動変容が難しいと感じるみなさんは、まずは自身の自己点検から始めてみましょう。自身のなかに、どのような価値観（看護観や指導者観、教育観など）があるのか、どのような「こうあるべき」や「こうあらねば」があるのか、その確認をしてみましょう。それらをとらえられたら、1つずつ注目していきましょう。それを貫くことに、どんな意味があるのか。もし変わったとしたら、どんな効果が期待できそうなのかを。

　もう1つのコツは、あまり考えずにまずはやってみることです。行動が変わると認知・考え方も変わっていきます。いわゆる認知行動療法です。あれこれと考えて予期不安ばかりが増幅するタイプのみなさんは、まず行動してみることをおすすめします。

心構え3：教育の中心は「○○○」

　さぁ、この3文字には何が当てはまるでしょうか。最近は、研修やワークショップなどでも耳にする機会が増えてきた言葉です。答えは、「学習者」です。

　これも退院指導の場面を思い描くとわかりやすいですね。退院指導の場面においては、あくまでも患者や家族が中心です。退院指導の中心が看護師になっては、ただの自己満足になってしまいます。

　教育という場面においては、対象である学習者に注目します。学習者にとって理解できる研修内容になっているのか、あるいは次へとつながる指導になっているのか、常にモニタリングします。対象が変われば、研修内容や指導方法も変えていく必要があります。みなさんの施設には、前例踏襲で進められるアリバイづくりの研修はありませんか？ 激動の時代、学習者も変化をし続けているのに、何年も同じ研修目標や研修内容で進められるはずがありません。看護場面と同様に、対象者に変化が見られない場合には、今行っている方法を見直しましょう。

　見直すときの視点については、第2章①新人育成術「ミスを繰り返すスタッフ」で解説している「事例をとらえる3つの枠組み」を参照してください。

15

心構え4：学習者は「○○○」を持った存在

　学習者は、何を持っていると思いますか？　そうです、「可能性」です。

　その1の「伸びる」話にも通じますが、どのような可能性があるかは誰にもわかりません。そして、その可能性がいつ開花するのかも誰にもわからないのです。10年以上経ってから、ある研修をきっかけに変わったスタッフもいます。定年を前に、教育に目覚めた方もいました。この可能性は、自身では気づくことが難しく、また通常業務だけでは見つけにくいものです。

　一般的には、委員会活動や病棟内の小集団活動を通して個性がきらりと光り、その可能性を見出されることが多いと感じています。Aという活動ではうまく行かなかったメンバーも、Bという活動場面では個性を生かし、可能性を開花させることがあります。大事なことは信じること。決して1回では諦めないことです。さまざまな体験や活動を通して、多面的に学習者をとらえるようにしましょう。

　そして、その可能性を絵に描いた餅にしないためにできること、具体化するコツはなんだと思いますか？　次の心構え5のテーマが重要な関わりとなります。

心構え5：指導者の重要な仕事は学習者の「○○」と「○○」を引き出すこと

　さぁ、何を引き出したらよいでしょうか。自信？　考え？　気持ち？

　答えは、「意欲」と「能力」です。某学習塾のCMでもおなじみとなりましたが、「意欲」は、いわゆる"やる気スイッチ"のことです。このやる気スイッチさえ見つけてしまえばこっちのもの。驚くほどに能動的になります。さまざまな欲求の源は、好奇心・探求心からスタートしているとも言われています。いきなり答えを伝えたり指示ばかり出したりするのではなく、効果的な問い（具体的な質問）を投げかけ、"知りたい"という欲求をくすぐり、学習者のなかに秘めたるものをあふれ出させましょう。

　後者の「能力」を引き出すコツは、学習者の強みに着目することです。しかし残念ながら、看護職は問題解決型思考で動いているため、つい相手の欠点にばか

第 1 章　教え方講座 2　指導者に求められる 7 つの心構え

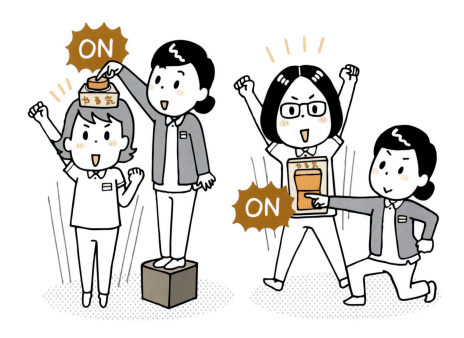

り目が向いてしまいます。その視点を意識的にシフトチェンジさせましょう。業務だけでなく、幅広い視点で学習者をとらえていくことがコツです。というのも、看護とは別の観点からその能力が開花する場合があるからです。

　たとえば、病棟でのポスターづくりをきっかけに絵を描くことが上手だとわかり、患者向けのパンフレットを作成してくれた例があります。統計解析が得意で、病棟研究で活躍してくれた例もあります。おいしいお店に詳しく、イベントごとに素敵なお店を探してくれて場を盛り上げてくれるスタッフもいます。

　たとえ直接的に看護とは関係なくとも、上手にその能力を仕事に結びつけて生かせる場をつくることが指導者の役割です。組織に貢献できる自分を感じると、学習者は自分に居場所があると感じます。それが自信につながっていきます。一人ひとりが必ず、何かしらの能力を秘めています。それを看護のなかでだけ見つけ出そうとするから、座礁してしまうのです。視野を広げて、もう一度スタッフを見つめ直してみましょう。新たな一面が見えてくるはずです。

COLUMN

リフレーミングしてみよう

　スタッフの強みが見えてこない……というみなさんへ。「もう無理、ダメダメすぎて強みなんて1つもない！」そんな気持ちを抱えている方はいませんか？　人間、疲れていたり心が落ち込んでいたりするときには、物事を悪い方向へと考える癖があるそうです。とくに、相手に対してすでに悪い印象を抱いている場合は最悪です。やることなすこと、マイナスにしかとらえられなくなります。負のラベリングから脱することができないときは、まずは自身のケアから始めましょう。

　次に挑戦してほしいのが、"リフレーミング"という方法です。これは物事のとらえ方を変えていく方法です（本章の教え方講座⑩も参照）。物事は表裏一体。どうとらえるかは、あなた次第です。一人でリフレーミングすることが難しい場合には、仲間の力を借りて一緒にやってみましょう。

リフレーミングの例	作業が遅い⇔作業が慎重
	諦めが早い⇔切り替えが早い

心構え6：われわれの立ち位置はマラソンの「○○○」のように

　ファシリテーションやファシリテーター型リーダーシップという言葉を目にするようになりました。そう、われわれの立ち位置は「伴走者」（＝ファシリテーター）なのです。

　私たち教える側の強みは、学習者よりも少しだけ経験があり、知識があるということです。つまり、どのあたりが大変で、どのあたりでつらくなり、どのあたりで間違いやすく、どのあたりで休むと先が楽になるのか、それらを知っているわけです。マラソンの伴走者のようにランナー（学習者）の脇でペース配分しながら一緒に走り（ケアを行い）、要所要所で声をかけ（指導）、適宜給水ボトルを提供し（承認の言葉）、メンタル面も含め支援していくのです。

　ファシリテーションに関して多くの著書を執筆されている中野民夫先生は、

ファシリテーターのことを「愛を持って見守る人」と表現しています。「ああしなさい」「こうしなさい」では、いつしか指示待ち看護師になってしまいます。答えはあくまでも学習者の中にあると考え、どうしたいのかを一緒に考えられる指導者になると、学習者の中に自然と主体性が芽生えてきます。看護における意思決定支援の場面、これを指導の場にも生かすということです。

心構え7：自らが「〇〇〇〇」となり、信じて待つこと

　さぁ、四文字の漢字が当てはまります。なんでしょうか。答えは**「安全基地」**です。

　みなさんの病棟には、実習学生や新人看護職が安心していられる場はありますか？　物理的な場所ではありません。居心地がよいと感じる場所という意味です。

　赤ちゃんは行動範囲を広げていくとき、お母さんを安全基地とします。少し離れては不安になり、お母さんのところに戻ります。そうして安心を得て、また再

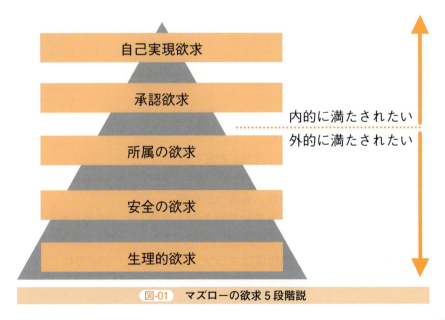

図-01　マズローの欲求5段階説

び旅に出るのです。今度は、もう少し先へと……。人間は、安心安全な場を感じて初めて外に向かって好奇心が向いていくそうです（**セキュアベース**）。みなさんも経験があるはずです。異動をしたとき、施設が変わったとき、アウェイ感たっぷりのあの瞬間が、安全基地がない状態です。ご自身のパフォーマンスがグッと下がることを体感されると思います。

　自らがスタッフの「安全基地」となり、信じて待つ姿勢を心がけましょう。安心して働ける雰囲気が病棟にあふれていくとスタッフは伸び伸びとし始め、個々のパフォーマンスが一層発揮されていきます。「師長さんの顔を見ると安心する」、こんなうれしいメッセージをもらいたいですね。管理職に信じてもらえているというメッセージは、承認にもつながります。承認欲求が満たされれば自信にもつながり、さらに頑張ろうと期待に応えるべく、自己実現に向けて邁進していくのです（**マズローの欲求 5 段階説**、前ページ **図-01** 参照）。

　スタッフに毎日、ご機嫌を伺われている人はいませんか？　これは NG です。よい意味で管理職としての威厳を保ちながらも、スタッフとの間に見えない壁をつくることのないよう心がけましょう。看護師長がニコニコしているだけでも、病棟の雰囲気は大きく変ってくるものです。

☑ 教え方ポイント❷

指導者に求められる 7 つの心構えとは
1. 人は必ず「伸びる」
2. 教育のゴールは「自分」が変わること
3. 教育の中心は「学習者」
4. 学習者は「可能性」を持った存在
5. 指導者の重要な仕事は学習者の「意欲」と「能力」を引き出すこと
6. われわれの立ち位置はマラソンの「伴走者」のように
7. 自らが「安全基地」となり、信じて待つこと

第 1 章

教え方講座

3 教え方のコツは 3つだけ ①きく

　指導がうまくいかない多くの原因は、指導者と学習者との間に生じる「ズレ」です。なぜ、ズレは生じるのでしょうか。それは学習者の話を十分に傾聴せずに、「たぶん〇〇と考えたのだろう」、「きっと今回も〇〇を確認しなかったのだろう」と憶測で指導を進めるためです。ズレは、指導者と学習者の間のギャップです。この溝を埋めていくことが、効果的な指導につながっていきます。

　私たち看護職は、実は上手に相手の話を「きく」ためのスキルを職業訓練のなかで習得しています。患者の世界に寄り添い、さまざまな視点から情報収集を行い、アセスメントを行うからこそ、適切な看護問題が抽出され、それに応じた的確な看護ケアが見出されていくのです。その対象を、患者から学習者に変えることを意識するだけで、効果的な指導につながっていきます。

　教え方のコツは、きく、みる、伝える、の3つだけです。まずは、指導の基本となる「きく（聴く・訊く）」からみていきましょう。

効果的に「きく」ために押さえておきたい知識

❶ 教育における「氷山モデル」

　教育的な関わりをする際に、意識しておきたいモデルがあります。氷山モデルです。医療安全では、よく耳にする氷山モデルですが、教育における氷山モデルも存在します（次ページ 図-02 参照）。教育学者のコルト・ハーヘン先生が提唱されているものです。

水面より上、われわれに見えているのは学習者の「行動」だけです。指導がうまくいかないのは、この表面だけ、つまり顕在化されている「行動」の部分だけを見て修正を図ろうとするからなのです。「行動」の下には、その人なりの「思考」があり、「感情」や「望み（ニーズ）」が潜んでいます。その水面より下にある潜在化されている部分が浮き上がり、われわれに「行動」となって見えているだけなのです。

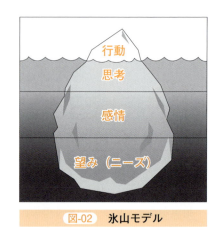

図-02　氷山モデル

水面下にあるものを注目しながら「きく」に専念することが、効果的な指導につなぐコツです。

❷ ゼロポジション

いざ指導をしようとすると、あちらこちらからさまざまな情報が入ってきます。

「師長さん、〇〇さんがまた同じミスをしていました。何回言っても積み上がりません。師長さんからちゃんと言ってください！」

「〇〇さんに彼氏ができたらしくて、遊びに夢中で全然勉強しません。師長さんから言ってください！」

仕事の話からプライベートな話まで、バリエーション豊かな情報です。前情報が多いと、つい先入観で相手を見てしまうのが人間ですが、この先入観は「〇〇な人」というラベリングにつながり、問題の本質を見えなくさせてしまうことがあります。指導の際には先入観は持たず、**ゼロポジション**で話を聴くようにしましょう。本人から聴く事実だけで体験世界を描いていくこと、これが肝心です。

❸ ペーシング

効果的な情報収集のためには、相手に何でも話してもらえるような雰囲気をつ

くっていくことが求められます。いわゆる**ラポール形成**、安心安全な関係、場づくりです。そのときに活用するのが、**ペーシング**です。相手に意識的に合わせ、同じであることを無意識に体感してもらいながら安心感と親密感をアップさせていきます。具体的には、視線を合わせてアイコンタクトを取り、"あなたの存在をちゃんと認めている"というメッセージを送ります。

日ごろ患者さんにもそうしているように、目線の高さも合わせます。さり気なく椅子の座面の高さを調節できるとベストです。話すスピードや声のトーン、大きさなども相手に合わせます。声が小さい人には、小さな声で話を進めていくのです。あくまでも中心は学習者。相手に寄り添い進めていきましょう。

その他、意図的に仕草などを合わせるのも効果的です。たとえば、相手が髪や腕を触ったら自分も触る、まるで鏡に映したように行うことから**ミラーリング**ともいいます。使い方に注意したいのは、相手がする仕草をそのまま同様にすると、かえって違和感を与えてしまい、逆効果になる場合があるということです。ポイントは"さり気なさ"。まったく同じではなく、近い仕草ができると効果的です。これを**交差ミラーリング**または**クロスオーバーミラーリング**と呼びます。たとえば、相手が頭をかいたら、自分は首をかく。相手が髪をなでたら、自分は頬をなでる。あわてて同時にやると、それも違和感につながります。多少の時間差は生じても効果はあるので、さり気なくできるよう心がけましょう。

❹ うなずき、相づち、オウム返し

これは1つでも多くの情報を得るために、関係性をつくりながら会話にテンポをつけるためのスキルです。患者さんの話を傾聴するときに、普段活用しているスキルです。

うなずくときには、うなずき方も意識しましょう。深刻な話をしているのに、何度も小刻みに「うんうんうん……」とうなずくと、"軽くとらえられている"という印象を相手に与えてしまいます。深刻な話のときには、相手のテンポに合わせ、ゆっくりと深くうなずいた方が、"しっかりと聴いてもらっている"という印象が相手に伝わります。

タイミングのよい相づちを入れることも、テンポをつくり、話しやすい雰囲気をつくるコツです。みなさんは、聴き上手な女性の「さしすせそ」（表-01）をご存知でしょうか？ 言われてみると確かに聴き上手な人は使っていますね。さすがに指導の場面ですべてを活用することはできないと思いますが、ご参考までに。

オウム返しは、相手の話す言葉を繰り返すことです。「気になって……」→「気になったのですね」、「辞めたい」→「辞めたいと考えているのですね」。繰り返すことで、相手は自分の話しが伝わっていることがわかり安心できます。自分が話したことを再確認することもできます。

ただし、話の腰を折るようなタイミングで多用すると、話のテンポが乱れますし、なかには茶化されているととらえる人もいるので気をつけましょう。

表-01　　聴き上手の「さしすせそ」
さ：さすがー し：知らなかった す：すごーい せ：センスいいね そ：そうなんだ

❺ 自分の表情も意識する

みなさんは日ごろ、自身の表情をどのくらい意識しながら仕事をしているでしょうか。顔には、57種類もの筋肉があるといわれています。表情筋の特徴は、随意筋と不随意筋のどちらの性質も持ち合わせている点です。つまり、意識して表情をつくるだけでなく、無意識にも表情はつくられてしまうということ。話を聴きながら、「これウソちゃうか？」と思った瞬間に、その思いが表情に出てしまうのです。

無意識に表出されてしまう表情をコントロールするコツは、自分自身をだますしかありません。つまり、まずは学習者が話すことを信じ、丸ごと受け止めながら聴くことが肝心なのです。「えっ、そんなことがあったの！ それは大変だった

ね……」と、学習者の気持ちに寄り添いながら共感的に聴いていきます。共感的に聴いていくと不思議なことに、意識をせずとも自然に自身の表情は変化をしていきます。

それなら表情を変えずに、「無」になって聴いたらいいんじゃないの？　という意見があるかもしれませが、指導者が一切表情を変えずに黙って話しを聴かれることほど、学習者にとって怖いことはありません。学習者に寄り添い、表情もつけながら「きく」に専念していきましょう。

これら5つのことを念頭におきながら、さらに「きく」を深めていきましょう。

「聴く」と「訊く」の2つを意識しよう

❶「聴く」

「きく」の重要性を指導者に伝える際に、私がお伝えしている漢字は「聴く」と「訊く」の2つです。

「聴く」という漢字には、"耳を突き出し真っ直ぐな心でよくきく"という意味があります。相手に関心を寄せ、注意深く聴くからこそ、見えてくるものがあるのです。大きな耳、目、心、を使い、相手に関心を寄せながら共感的に「聴く」ことがポイントです。このときに注意したいのは、自身の**判断スイッチはオフ**にすることです。

たとえば、こんな場面はありませんか？　日勤の新人看護師が、朝遅刻をしてきたとします。遅刻の理由を聞くと、新人看護師はこう答えました。

> 新人：えっと、目覚まし時計をセットしたのですが、
> 　　　なんか知らないうちに止まっていて……。

さぁ、あなたは今、なにを考えましたか？

（えっ、何個目覚まし時計を仕掛けたの？　1個だけなら2個目の目覚まし時計をセットすればいいんじゃないの？　スマホのアラーム機能だって使えるでしょ？）と思った人はいませんか？

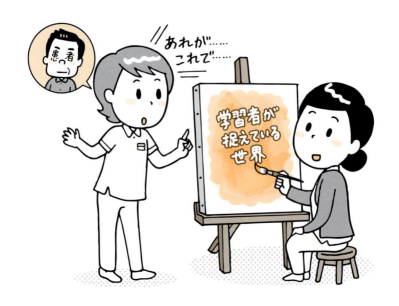

　問題解決型思考で動いているわれわれは、常に問題を分析する判断スイッチがオンになっています。その判断スイッチがオンになっていると、こうしたらいいんじゃないのという提案が浮かび、ついアドバイスしたくなってしまうのです。まず、学習者の話しを聴くときには、意図的に自身の判断スイッチをオフにしましょう。

　判断スイッチをオフにするコツは、自身のなかに真っ白いキャンバスを持つことです。その真っ白いキャンバスに、学習者の言葉だけで絵を描いていくことをイメージしながら聴きます。絵を完成させていくためには、1つでも多くの情報がある方が描きやすくなります。1つでも多くの情報を得るために使える技は、先述した相づちとうなずき、オウム返しです。患者さんの話を傾聴するときのように実践してみましょう。

❷ 訊く

　「訊く」には、"たずねる"や"問う"という意味があります。真っ白いキャンバスをイメージしながら話を聴いていると、白いままの部分やぼやけている箇所

が見えてきます。そのときに、この「訊く」を活用します。「そのとき患者さんは、どんなことをしていましたか？」「それを見て、○○さんはどんなことを考えていたの？」「そのことを言われたとき、どんな気持ちになりましたか？」「患者さんには、どんな風になってほしいという思いがありますか？」など、氷山モデルを意識しながら掘り下げていきましょう。決して憶測で絵を描いたりせず、必ず学習者に戻し質問を行い、あくまでも**学習者がとらえている世界＝絵を完成**させていくことがポイントです。

　絵をイメージしづらい方は、抽象的な言葉にアンテナを張っておきましょう。抽象度の高い言葉には、「なんとなく」や「ちゃんと」、「これ」「それ」「あれ」といった指示代名詞のほか、「同じように」「だいたい」といったものがあります。意識をしていないと聞き流してしまいそうになりますが、これらの言葉が聞かれたときには「訊く」を活用し、塊をほぐしていきましょう。

　「訊く」ことが大切なのはわかったけれど、質問すると相手が黙り込んでしまう

	表-02　**2つの質問タイプ**	
質問のタイプ	プッシュ（push）型	プル（pull）型
促し方	動的	静的
関わり方	テンポよく投げかけ、反射的に回答させる	冷静に考えられる場をつくり、学習者の思いや考えをじっくりと引き出す
問いかけの例	「意識レベルは？」 「血圧は？　脈拍は？　呼吸数は？」 「出血量は？」	「何が起きていると思いますか？」 「私たちには、どのような看護が求められているでしょうか」
活用場面	・話し合いの冒頭 ・ブレーンストーミングを行うとき ・第一印象や本音を拾うとき	・自由で深い意見を引き出したいとき ・答えが1つではない問いについて考えたいとき
使用の注意点	押しすぎない 畳みかけ過ぎない	沈黙に耐える

（文献2より著者作成）

んです……という方はいませんか？　相手が発言しやすくなる、効果的な質問の
テクニックがあるので共有しましょう。

　まずは、回答しやすいプッシュ型の質問でアプローチをします（前ページ 表-
02 参照）。相手を沈黙に追い込んでしまう質問を見直してみると、抽象度が高い、
あるいはアセスメントを求めていることがあります。いきなり「この患者さんに
何が起きていると思う？」と言われても、思考の整理ができていない状態では回
答しにくいものです。

　そこで、まずはプッシュ型の質問でアプローチを行い、アセスメントに必要な
材料を揃えていきます。そのうえで、プル型の質問で「今、言ってくれた情報か
ら考えると、この患者さんには何が起きていると思いますか？」とアプローチを
すれば回答しやすくなります。

　話の内容が漠然としていると、つい質問が続いてしまいます。また、沈黙に耐
えられず質問をしてしまうこともあります。ときに相手は、質問が続くと責めら
れていると感じたり、こちらが話をし始めると聞くだけの受け身になったりしが
ちです。パッと答えられる人もいれば、じっくり考えてから発言するタイプの人
もいます。相手のペースにも配慮しながら、アプローチをしていきましょう。

☑ 教え方ポイント❸

単に聞くのではなく、耳を突き出し目を合わせ、
まっすぐな心（ゼロポジション）で「きく」に専念しよう！

●引用参考文献

1）奥田弘美ほか. かがやくナースのための PERFECT コーチングスキル. 東京, 学研メディカル秀潤社, 2006,
　176p.
2）石川一喜ほか編. 教育ファシリテーターになろう！：グローバルな学びをめざす参加型授業. 東京, 弘文堂,
　2015, 66-67.

COLUMN

不思議と癒されるご当地の"お国言葉"

　最近は交通の便もよくなったせいか、全国から就職がみられます。私は関東出身なのですが、地域が変わるとこんなにも違うものなのかと驚くことがあります。その1つが言葉です。

　関西に来て戸惑ったのは、普通に話しているだけなのに、何だか責められているように感じたことです。指導者側からすれば、「その地域に就職したのだから、言葉には早く慣れてよ」という思いもあるのでしょうが、その地域なりの独特な言葉のニュアンスを教えてもらうまでは、誤って解釈していることも多かったように思います。たとえば、「ばか」と「あほ」の違い。関東と関西ではニュアンスが違うのです。そして、「きく」のコツでも登場した相づち。関西は、短文で話す特徴があります。この短文が、関東の人間からすると怖く感じられるのです。命名すると、「関西一文字攻撃、通称"で・で・は!?"」。関西圏では、指導場面の相づちとして、ときおり登場しているようです。眉間にシワを寄せながら迫られた日には……（こ、怖い！）。気をつけましょう。

　しかし、関西には愛すべき短文もあります。それは「どうや!?（＋笑顔）」です。これは、私が尊敬する管理職がよく口にする言葉で、肩の辺りをポンポンと叩きながら声をかけるのです。「あなたのことを気にかけていますよ」「困っていることはないかな？」「なにかあれば、いつでもおいでよ」といった、いろんなメッセージがその3文字には含まれています。この言葉に、私は何度も癒されました。

　それぞれの地域に、素敵な言葉があると思います。ぜひ、お国言葉のよさを生かした「きく」を実践し、氷山の全体像を把握していきましょう！

第1章

教え方講座

4 教え方のコツは 3つだけ ②みる

　教え方のコツの2つ目は「みる」です。「観る」と「看る」の2つの漢字をあてています。それぞれに効果的なアプローチにつなぐポイントがありますので、解説していきましょう。

「観る」——ポイントは3つ

❶ 困っているサイン（表情・視線・しぐさ・声のトーン）

　看護師は、観察を生業としているため、観察がとても上手です。学習者においては、困ったときに表出する独特のサインを見逃さないようにしましょう。たとえば、瞬きが増える、頭を掻く、まとめている髪を解いて結い直す、ナースステーションと病室を行ったり来たりする、トイレにこもったまま出てこない、などなど。これらのサインを、いかに早くキャッチするかが1つのコツです。

　もしも困ったサインが出ていたら、指導者側から声をかけます。さて、みなさんは何と声をかけますか？　多くの場合「大丈夫？」と声をかけると思います。しかし、「大丈夫？」と声をかけられて「大丈夫じゃないです」と言える人は、どのくらいいるでしょうか。

　もうすでに、困っているサインが出ているのであれば、優しく微笑みながら寄り添い、こう声をかけましょう。「今、困っているでしょう。大丈夫、一緒に考えよう」。すると学習者は、「えへへ……」と苦笑いをします。それが学習者の精一杯の応答なのです。

30

考え方は、急変対応と同じです。学習者にとっては、危機が迫っているのです。いかに早く見つけて助け船を出してあげられるかが、パニックやインシデントを予防することにもつながっていきます。

声かけの際のポイントは、**「一緒に」**という魔法の言葉を添えることです。「一緒に」と声をかけられると、そこに安全基地があることを認知でき、"頑張ろう"という気持ちが沸き起こってくるそうです。

看護職は、観察を生業とする職業です。相手に関心を寄せると、困ったときのサインが見えてきます。大切な仲間が発する小さなサインをキャッチして、早めに声をかけるようにしましょう。

❷ 強み・興味関心

「指導者に求められる7つの心構え」のなかでも解説した通り、**"強み"にフォーカス**を当てて観察することを意識しましょう。細かい作業が得意、空気を読んだ対応ができる、臭いに敏感ですぐに気づける、パソコンの入力作業が早い、落ちているゴミは必ず拾う、などなど、人それぞれに強みがあります。強みを見つけたら、どんどん承認をしましょう。すると、その行動が強化されていきます。

本人がどのようなことに興味関心があるかについても日ごろから気に留めておきましょう。たとえば、患者には興味がないのに、人工呼吸器など機器類には興味を示す看護師がいるとします。機器に強そうなので、人工呼吸器に関する勉強会資料を作成してもらうことにしました。おそらく、提出されてくる資料には機器のことしか書かれておらず、看護の部分が欠落していると思います。そこで、こうアプローチします。

> 指導者：とてもわかりやすい資料を作ってくれてありがとう。(私は)うれしいです。
> 学習者：ありがとうございます。がんばりました（笑）！
> 指導者：機器に詳しい○○さんだからこそ、教えてほしいの。こういう設定や条件のときには、患者さんのココをとくに注目して観察してほしいというポイントありますか？

> 学習者：そうですね……あります。
> 指導者：おぉ～、そこ教えてほしい。そこをプラスできると、もっともっとよい資料になっちゃう。みんなとその点が共有できれば、この病棟の看護の質もグンと上がりそうで楽しみです。
> 学習者：はい、つけ足します！

　ことわざにもあるように「好きこそ物の上手なれ」です。最初のきっかけは、本人に興味関心があることであれば何でもOK。その興味関心を、徐々に患者につながるようにアプローチしていけばよいのです。看護の視点がない人だとラベリングせず、看護の視点が持てる人になるよう興味関心を生かしていきましょう。

❸ 人間関係

　心理学者のアドラーが唱えるように、人間の悩みはすべて人間関係なのです。みなさんは、こんな経験はないでしょうか。緊急入院に加えて急変までも重なったとても忙しい勤務だとしても、その日のメンバーとの人間関係がよいと、その疲労感さえ心地よく感じてしまうとき。たくさんのKがつくといわれる看護の仕事だからこそ、せめて人間関係だけはよくしておきたいものです。

　しかし、集団になると互いの価値観がぶつかり、好き嫌いや派閥さえも発生してしまいます。互いの思いを共有できるような場を意図的に設けながら、スタッフ同士の関係性をモニタリングするようにしましょう。

　新人同士の関係性においては、コミュニケーションが図れているか、仲間はずれがないかなどに注意しましょう。不思議なもので新人の場合、同期でありながらときにライバルという関係性になってしまうことがあります。切磋琢磨のライバルならよいのですが、できる相手と自分を常に比較して落ち込んでしまったり、足を引っ張ったりするような関係は望ましくありません。施設によっては、入職間もない時期、意図的に新人に同じ日の休みをつけて、みんなで集まって関係性をつくれるような取り組みをするところもあります。

　人間関係については、どこまで介入するかが悩むところだと思います。私なりに大切にしている介入のポイントは2つです。①患者安全を脅かすとき、②チー

ム医療を脅かすとき。もしも好ましくない人間関係が、この２つを脅かすことがあれば、躊躇なく介入しましょう。

「看る」──ケアリング

２つ目の「みる」は「看る」です。この漢字には、"注意して見る"や"手をかざして見る""見守る"などの意味があります。われわれが対象とするスタッフは、子どもではありません。大切な一人の大人、チームの一員なのです。敬意を払いながら見守りましょう。**ケアリング**の精神で関わることが重要なコツです。

ケアリング（caring）は、ケア（care）の派生語で、一般的には「世話」「気遣い」「配慮」「関心」「心配」などと訳されています。ケアリング研究の先駆者といわれる哲学者のメイヤロフは、「ケアする」ということには"相手を育てる"という意味も含まれると同時に、ケアすることを通して"ケアする人も、ともに成長していくもの"であると述べています。

なぜ、ケアをする人も、ともに成長をするのでしょうか。それは、目の前の対象をケアするという行為を通して、その対象の自己実現を促すだけでなく、実はケアをする人も自己実現を図る結果になっているからです。たとえば、子育ての場面を思い描いてみましょう。親は、子育てという行為を通して子の成長を促していきます。と同時に、親である役割を自己実現させていくのです。

看護も同じです。われわれは、看護という行為を通して患者の自己実現を促すだけでなく、看護師である自分の自己実現を図っています。つまり、ケアは他者と出会うことで始まり、相互交流が生まれ、その関わり方のなかで相互の関係性が築かれていき、互いの自己実現を図っていくのです。関係性が構築できなければ、自己実現への達成も難しくなります。

ここで注意したいのは、単にケアをすれば自己実現につながるのかと言えば、答えはNOであるということです。ケアリングの根底には、「相手に寄り添いたい、寄り添わねばならない」という能動的な思いや願いがあることが前提です。それがあるからこそ、看護実践を洞察し内省を図るきっかけが得られるのです。

「行動・行為」「心的なもの」「関係性」、これらが三位一体となって互いに連関し合っているのがケアリングなのです。

　教育に置き換えても、同じことが言えます。学習者と指導者の出会いから相互交流が生まれ、日々の業務や指導を通じて関係性が構築されていきます。学習者が看護師へと成長していく自己実現を促すとともに、指導者は指導者である自身の自己実現を図っていきます。その際、指導という単なる行動や行為だけでは学習者は育たず、指導者との関係性や指導者の内面から発せられる温かいメッセージを感じ取りながら学習者は成長していくのです。

　上から目線ではなく、ともに学ぶ、ともに育つ、ともに歩む。学習者の成長を願い、互いの自己実現を目指して関われる指導者を目指しましょう。

☑ 教え方ポイント❹

看護職の生業である「観る」と「看る」を生かし、
ケアリングの精神で互いの自己実現を目指していこう！

●引用参考文献
1) 西田絵美. 看護における〈ケアリング〉の基底原理への視座：〈ケアリング〉とは何か. 日本看護倫理学会誌. 10（1）, 2018, 8-15.
2) 城ヶ端初子ほか. ケア・ケアリング概念および看護理論の現状と展望. 大阪市立大学看護学雑誌. 4, 2008, 1-10.

第1章

教え方講座

5 教え方のコツは 3つだけ ③伝える

　指導の三要素の3つ目は「伝える」——これはプレゼンテーションです。相手に伝わっていないということは、プレゼンがうまくいっていないということです。プレゼンテーションの語源は「プレゼント」。相手に何を届けたいのか、具体的にすることがコツです。

「暗黙のルール」にご注意を

　現場にいると、意図したことが伝わっていないなと感じる瞬間はありませんか？ とある病院の、ある日の出来事を一緒にみてみましょう。どうやらスタッフステーションにて、先輩看護師が新人看護師にお願いをしているようです。

> 先輩看護師：ごめん、ちょっと 555 号室の山田さんの点滴を見てきてくれる？
> 新人看護師：はい、行ってきます！

　元気よく返事をすると、新人看護師 A はナースステーションからいちばん遠くにある個室 555 号室の患者・山田さんのもとへと一目散に向かいました。（走らないで行けたかな……？ 誰かにぶつかっていないかな……）と、あわてんぼうな新人 A に思いをはせながら別の作業をしていると、想定していたよりもはるかに早く新人 A が戻ってきました。なんか嫌な予感……そう思いながらも、恐る恐る新人 A にたずねてみると……。

35

> 先輩看護師：どうだった？
> 新人看護師：（満面の笑みで）はい、点滴、ちゃんとぶら下がってました！
> 先輩看護師：ズコ〜！

　まるでコントのようなこの場面、実話です……。

　「点滴を見てきて」という言葉には、点滴がぶら下がっていることは大前提で、輸液の残量、点滴ルートのねじれや接続部の緩み、刺入部の漏れや発赤の有無、患者の全身状態に異変はないかなど、さまざまなメッセージが含まれています。うまく伝わらないと感じたとき、実はそのメッセージの裏にある意図や意味が相手に伝わっていないのです。

　メッセージの裏にある意図や意味、そういった潜在化されて見えない部分を**暗黙のルール**や**ヒドゥン・カリキュラム**と呼びます。私たちの業界には、マニュアルや手順書には書かれていない多くの暗黙のルールが隠されています。それらを具体的に伝えることがコツなのですが、難しいのは長年そこにいると当たり前のこととなっており、それらに対して盲目的になっているということです。しかし、異動してきた人や他の施設から来た人には、それらが手に取るように見えています。異動者や他施設から来た人の声に耳を傾けるようにしましょう。そうして暗黙のルールがとらえられたら、早めに若手に伝えるようにしましょう。ある研究結果によると、暗黙のルールを早めに伝えた方が現場になじみやすいという結果が得られています。

　他にも「伝える」ときのポイントがありますので、共有していきましょう。

時間、場所、方法を工夫する

　とくに大事な内容を伝える際には、その内容が十分に伝わるよう、相手にとってベストな状態になるような場を調整する必要があります。時間や場所に配慮し、精神的にゆとりが持てる環境づくりを心がけましょう。安心安全な場づくり

がカギです。

　時間については、時間帯、タイミング、所要時間の３つがあります。とくに所要時間には配慮が必要です。振り返りであれば、30分を目安にしましょう。人間の集中力は、そう長くは続きません。時間を制限することで、何を学習者に伝えたいのか、その内容も洗練することができます。

　学習者によって伝える方法の配慮ができると、さらに効果的に伝えることができます。たとえば、耳からの情報のほうが受け取りやすい聴覚優位の人には、言葉で伝えながらイメージさせていきます。逆に、書かれたものを見たほうが情報を受け取りやすい視覚優位の人には、言葉で説明するよりも紙に書いたほうが効果的です。また、２つのことを同時にするのが苦手な人もいます。この場合には、指導者側が書きながら説明を行い、学習者には聴くことだけに専念してもらったほうが効果的です。

具体的な行動を提案する

　要望を伝える際には、具体的な行動で提案しましょう。要望したいことは、確実に達成してほしいと考えている事案です。つまり、曖昧な言葉で伝えるとズレが生じてしまう危険を避ける必要があります。

改善前 「ちゃんと電話を受けて」

改善後 「電話を受けるときは、３コール以上鳴ってから受話器を取った場合には、まず『お待たせしました』のひと言を伝えましょう。その次に、自分の所属と名前を伝え、相手の名前と要件を確認します。電話を切る前に、もう一度相手の名前と要件を復唱し、間違いがないか確認しましょう。相手の連絡先も必ず聞いておきます。できそうですか？」

聞き手のメリットを意識して、伝える内容を絞る

　あれもこれも、伝えたい内容は山ほどあります。すると、つい自分の言いたい

ことが中心になってしまいます。「聞き手がもっとも知りたいこと」＝ What's in it for me ？（私に何のメリットがあるの？）を明確に示すと、説得力が増すそうです[1]。

改善前 「言葉遣いをちゃんとしなさい」

改善後 「正しい言葉遣いができると、第一印象が４割よくなるそうよ」

　自分のためを思って伝えられるメッセージは、自然と心に響きます。相手のニーズやメリットを意識して、心に届くメッセージを投げかけましょう。改善後のように数字を入れるとさらに説得力が増します。効果的に活用しましょう。

I・YOU・WE メッセージを意識する

　メッセージには３つのタイプがあります。何を主語にするかで、受け手の印象が変わりますので場面に応じて使い分けをしましょう。

❶ I メッセージ

　文字通り、私がどう感じたのか、私がどういう思いになったのかを伝える方法です。「私は」を必ず主語につける必要はありませんが、相手の言動によって自分がどんな思いになったのかを伝えることが肝心です。よいことはもちろんのこと、言いにくいことを伝えるときこそ I メッセージを活用しましょう。

例 「医療材料を整理してくれたので、私はうれしい」

　「その髪の色が変わると、初対面の人にも A さんのよさがもっと伝わるのに……、私は悲しいなと感じています」

❷ YOU メッセージ

　YOU メッセージには、「あなたは○○だ」という評価されているというニュアンスや、「（あなたが）やってください」という命令の印象を与えてしまいます。人を動かすには、I メッセージを意識しましょう。

改善前 「○○委員会の委員長をお願いします」（YOU メッセージ）

| 改善後 | 「○○委員会の委員長を引き受けてもらえると、すごく（私は）助かるのだけど」（Iメッセージ）|

❸ WE メッセージ

WE メッセージには、第三者が登場します。Iメッセージにて直接相手を承認するよりも、第三者を活用することで3倍の幸福が感じられるとも言われています。とくに、目上の管理職が自分のことを承認してくれていることを知れば、組織に認められたという印象も受けるため、組織貢献への喜びにもつながっていきます。

| 例 | 「看護部長に報告をしたら、『素晴らしい取り組みですね』って○○さんの取り組みをとても評価していましたよ！」|

許可をとる枕詞を活用し、心の準備をさせる

しっかりと話を聞いてほしいときや、言いにくいことを伝えるときの前置きとして枕詞（まくらことば）を活用します。相手は聞くための「心の準備」ができるので、ショックを和らげたり、言い訳を考える猶予ができたりします。

| 例 | 「大切な話があるのですが、夕方に30分程度お時間をいただけますか？」
「少し言いにくいことなのですが、お話ししてもいいですか？」|

ただし、伝えるタイミングには注意してください。とくに新人さんの場合、朝一番で予告されると、1日中そのことが気になり、集中力が散漫し仕事がおろそかになる場合があります。タイミングにも配慮しながら活用するのがコツです。

また、強く要望したいときの枕詞には、"あなただからこそお願いしたい"という強い意思を伝える必要があります。師長さんから相手への強い期待と願いを込めるのがコツです。

| 例 | 「この病棟で実現できるのは○○さんしかいないと見込んでお願いしたいことがあるんだけど、聞いてもらえますか？」|

一時停止

　まずは聴くことが大切とお伝えしてきましたが、もし無利益な会話が続く際には、軌道修正のために会話を一時止めましょう。ちょうど文章が区切れるタイミングを見はからって話し始めるのがコツです。

　感情的になっているときこそ、無利益な会話が続きがちです。十分に傾聴しながらも、話が堂々めぐりになっていることを感じたときは、一時停止を上手に活用してみましょう。

例　「お話の途中で申し訳ないのですが、少しだけ私が感じたことをお伝えしてもいいですか？」

　　「お話の途中にごめんなさい。本当につらかったですね……。私も○○さんの思いに共感します。もう少し聴かせてほしいのですが、これから□□があるので、その後にお時間をいただけますか？」

アサーションと DESC

❶ アサーションとは

　アサーションとは「自分も相手も大切にした自己表現」[3]であり、「自分の考え、欲求、気持ちなどを率直に、正直に、その場の状況にあった適切な方法で述べること」です[4]。アサーションは、1950年代のアメリカで、自己主張が苦手な人の心理療法の1つとして開発されました。アサーションでは、自己表現のタイプを以下の3つに分けて考えます。

① 攻撃的タイプ（アグレッシブ）

　どなったり強い言葉で責めたりするだけでなく、相手を無視したり巧みに操作したりして自分の意見や要求を通そうとする、自分勝手な行動をとるなど、相手を大切にしない自己表現も含まれます。

　背景にあるのは、相手より優位でいたい、支配したいという思いや、勝ち負けで物事を判断する思考です。一見、堂々としているように見えて、実は防衛的な

一面があり、弱さを見せないために威張ったり強がったりしているだけなのです。いわゆるハラスメントをするのがこのタイプになります。

重症度が高いのは、自分は正義だと思い込み、悪気なくやっているケースです。ただ、周囲との関係性を冷静に見つめれば、自分の行為の意味が見えてくるはずです。相手を傷つける行為をすれば、自然と人は離れていくもの。関係性が長続きしない場合は、自分の振る舞いを見直しましょう。

攻撃的なタイプだとしても、人がついてくるケースもあります。それは、その人に付帯するもの（資金や賃金、役職や関係者という立場、知名度、人脈など）に興味がある場合です。攻撃されても、そこにいるメリットのほうが高いととらえるから、いるだけなのです。

②非主張的タイプ（ノン・アサーティブ）

献身的な看護職に多いのがこのタイプです。つい相手の話を傾聴することに専念してしまい、自分の気持ちを伝えることが後回しになることはありませんか？また、曖昧な言い方をしたり、言い訳がましい伝え方をしたり、消極的な態度、小さな声なども、このタイプに含まれます。

背景にあるのは、自信の無さや強い不安です。「やっぱり自分はだめだ」「きっと言っても聞いてもらえないだろう」という卑屈さが、自分の気持ちを表出しづらくさせています。自分を責めるタイプなのかなと、かわいそうな気持ちにもなりますが、一方では、「譲ってあげた」という恩着せがましさや「人の気も知らないで」「言う通りにしてあげたのに私のことを理解していない」という恨みがましい気持ちを持っていたりもします。なんだか怖いタイプですね……。

このような自分をおさえて行動するタイプは、ストレスがたまりやすく、そのストレスは自分より弱い立場の人や、自分自身に向けられます。結果的にだれもHappyにはなりませんので、上手に自分の気持ちを相手に伝えるスキルを習得しましょう。

③アサーティブタイプ

自分も相手も大切にし、互いを尊重し合い気持ちを伝えることができる理想的なタイプです。アサーションができている状態のことを、アサーティブと言いま

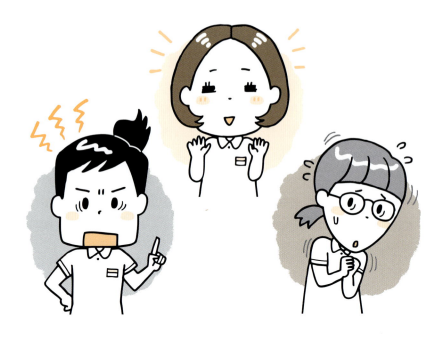

　す。このタイプの特徴は、相手に対してもアサーティブに表現する機会を提供し促すことです。その結果、互いを理解することにつながっていきます。

　もう1つの特徴は、ときには相手と意見がぶつかり葛藤したり、意見が食い違ったりする場面もあるということを理解している点です。もしそのような場面に遭遇したら、すぐに自分が折れて相手に譲ったり、無理に自分の意見を押し通したりしようとせず、根気よくお互いの意見を出し合い、納得のいく結論へとたどり着けるよう対話を進めてことができます。

　背景にあるのは、歩み寄りの精神と相手への敬意、そして一人で考えたとき以上によい結論が見つかる場合があるという、相乗効果を期待する考え方です。威張ったり、自分を蔑んだりすることのないアサーティブな行動は、余裕と自信に満ち溢れています。

　それでは次に、アサーティブなコミュニケーションにするためのコツ、DESCを一緒にみてみましょう。

❷ DESC を活用しよう

DESC は、問題解決のアサーションとして活用できます。1990 年代にアメリカのバウアー夫妻とケリーによって考案されました。Describe（描写する）、Express（表現する）、Specify（提案する）、Choose（選択する）という 4 つのステップから成り立ち、これから取り組む課題に対して、前もって伝えたいことを考えて組み立てておくことが特徴です。

> 例 課題が山積みで疲弊がみられる新人 C。たくさん課題を出すことが指導だと考えている指導担当のスタッフに、看護師長が行動改善を促す場面

D	**Describe（客観的に描写する）** 現在の状況や相手の行動を客観的に描写する。ここでは具体的な事実を伝え、主観的な情報は含めないのがポイント	「新人看護師の C さんですが、今日は体調を崩して休んでいます。最近、睡眠時間が十分に取れていないようです」
E	**Express／Explain／Empathize（表現する、説明する、共感する）** D で描写した事柄や言動に対し、自分の気持ちや感情を表現したり、説明したり、相手への共感を表現する。感情をぶつけるのではなく、I メッセージで伝えることがポイント	「いつも熱意ある新人教育、頼もしく感じています。ありがとう。ただ、少し C さんが疲れ気味だということに気づけていますか？」
S	**Specify（具体的な提案をする）** D と E を受けて、具体的な行動、解決策、妥協案を提案。相手が「これならできそう」と思える、小さなことから提案することがポイント	「他の先輩からも課題を出されているようです。課題の量を確認し調整してみましょう」
C	**Choose（選択する）** S を受けた相手の反応を予測し、Yes／No によって、どう返答するかの選択肢を用意する。No と言われても、自分が達成したい目標に少しでも近づけるような対応策を考えておくのがポイント	Yes の場合：「私からも他のスタッフに声をかけ、情報が集まるようにします」 No の場合：「とりあえず C さんに与えている課題を私まで報告してください」

最後の C の部分は「Consequences（結果を伝える）」に置き換えられます。S での提案が実行されたときと、されないときの結果を伝えます。

| 例 | 連絡もなく研修に遅刻してきたスタッフへの対応場面 |

D	Describe（客観的に描写する）	「おはようございます。今日は、到着が遅れちゃったね」
E	Express／Explain／Empathize（表現する、説明する、共感する）	「病棟に電話をしたら、もう出ましたって言うし、どうしたのかな、途中で何かあったのかなって、心配していました」
S	Specify（具体的な提案をする）	「業務優先とは考えているし、多少遅れることは仕方ないと思っているの。だけど、遅くなるときには連絡だけもらえたら安心して待っていられるから、連絡だけ入れてほしいな」
C	Consequences（結果を伝える）	「電話が無いと心配だし始めていいのかも迷うけど、もしも遅れることがわかれば安心して待っていられるし、少しであれば他のことをして（あなたを）待つこともできるからね」

☑ 教え方ポイント❺

伝え方を変えるだけで効果は格段にアップ。
相手の心に届くよう、具体的に伝えよう！

●引用参考文献

1) ケビン・キャロルほか. ビジネスは30秒で話せ！：短く、魅力的に伝えるプレゼンの技術. 東京, すばる舎, 2015, 224p.
2) 奥田弘美ほか. かがやくナースのためのPERFECTコーチングスキル. 東京, 学研メディカル秀潤社, 2006, 176p.
3) 平木典子監修. よくわかるアサーション：自分の気持ちの伝え方. 東京, 主婦の友社, 2013, 18-20.
4) 平木典子ほか. "アサーションの基礎知識". ナースのためのアサーション. 東京, 金子書房, 2002, 1-10.

第1章

教え方講座

6

学習者である「大人」のとらえ方と関わり方

　臨床現場へ入ってくる看護職は大きく3つのタイプ——新人看護職、院内異動者、中途採用者に分かれます。

　さて、三者に共通することは何だと思いますか？ そうです、大人であるということです。大人の学び方は、子どもの学び方とは違います。成人教育学者であるマルカム・ノールズは、大人の学習を支援する技術と科学を定義し、それを**アンドラゴジー**と名づけ、その主要な概念を広めました。アンドラゴジーは合成語で、ギリシャ語の aner（成熟した成人男性）と agogus（指導）から成り立っているそうです。ちなみに、子どもの学び方は**ペダゴジー**と呼び、ギリシャ語のpaid（子ども）と agogus の合成語です（表-03）。

　両者は一直線上の両端にあるととらえます。指導者は学習者の状況に合わせ、ときにはティーチングに切り替えるなどペダゴジー的な関わり方で接します。大

表-03 ペダゴジーとアンドラゴジー		
	ペダゴジー（Pedagogy）	アンドラゴジー（Andragogy）
対象	子ども	大人
特徴	教師主導型	学習者主導型
	教えるモデル（Teaching）	自ら学ぶことを援助するモデル（helping（to）learn）
	教師や教材から学ぶ	経験からの学び
	定められた単元や教科内容の習得が中心	問題や課題解決が中心の学習
	動機づけは、外的な報酬や罰	動機づけは、内的な刺激や好奇心

人だからアンドラゴジーしか適応しないという考え方ではなく、状況に合わせ、適宜使い分ける技を身につけましょう（p.48 コラム参照）。

　ここでは、大人の学び方の特徴であるアンドラゴジーと、私が実践している成人教育を織り交ぜて紹介します。

ニーズをとらえる

　大人の特徴は、目の前にある課題を解決したいと感じたときに動き始めることです。普段であれば受け身的に参加している研修でも、たとえばせん妄患者にひと晩中振り回されたあとでは、自らお金を払ってでも研修に参加したいと思うものです。学習者のニーズは何か、そこを踏まえるだけでグンと効果的な研修や指導が実施できるようになります。一方的な指導は禁物。学習者がどの点に困っているのか、まずは十分に耳を傾けることから始めてみましょう。

すぐに使える・役立つ学習を提供する

　自己研鑽を求められるのが看護職。しかし、なかなかスタッフが研修に参加せず、お困りの師長さんはいませんか？　大人の学習には、学ぶ動機が必要と言われています。「いつ役に立つかわからないけれど、勉強しておいた方がいいから（研修に）行っておいで」は NG です。明日の業務から活用できる即時性・関連性のある内容を提供できると、学習者は自然と能動的な姿へと変化していきます。

自己のペースで学習してもらう

　たとえば、こんな課題が出たとします。

> 「研修までに課題図書を 1 冊、第 1 章から順に読んできてください。いいですか、順番に、ですよ！」

さぁ、みなさんはどんな感情を抱きましたか？

大人は自律した存在です。自発的で、自己決定的な性格を持っているといわれています。つまり、ああしなさい、こうしなさいと言われると、途端にやる気が低下してしまうのです。もし、順番に読み進めることに意味はなく、課題図書1冊が読めればよいのであれば、「どこから読んでもいいですよ。好きなところから読み進め、研修までに読んできてください。もっと読みたいなと思った方には、こんな図書もどうぞ♪」と言われたほうが、気が楽ではありませんか？

過去の経験を生かす

豊富な経験があること、それが大人の特徴です。そして、大人はこの経験に非常に大きな価値をおいています。これまでのやり方を否定されたとき、カチンとくるのはこのためです。

中途採用者や、近年増えつつある社会人経験のある新人看護職の場合には、前職での経験を知っておくと効果的です。一般的に、最初についた仕事の職業観や指導者からの影響を大きく受ける傾向があるため、しばらくの間は「看護職っぽくないな」と感じることもあるでしょう。上手に過去の経験を生かせる場をつくることが、彼らのモチベーションアップにもつながるはずです。

課題はスモールステップで提示し、自ら学ぶ学習へ

"好きこそ物の上手なれ"という諺（ことわざ）の通り、好きなことに対して無心に没頭できる、あの能動的な学習こそ上達への近道です。世界的スピーチフォーラム TED（www.ted.com）のなかでも "グリット" という言葉で紹介されていました（アンジェラ・リー・ダックワース『成功のカギは、やり抜く力』より）。物事への情熱、継続的に粘り強く続ける、最後までやり通す力が、成功者が持つ共通点のようです。

支援者である私たちにできることは、学習者の興味関心を引き出すこと、目標

や課題は個別性を踏まえ、達成できそうな内容と量をスモールステップで提示すること（**発達の最近接領域**）、小さな成功体験を繰り返し経験させて（**自己効力感**）、自信をつけるとともに（**コーチング・承認**）、知りたい欲求を刺激し、自分で決定しながら学習を進める力（**自己教育力**）を養いつつ、その楽しさをともに体感し、自ら学ぶ能動的学習へと誘うことです。

　学習者の尊厳を守りながら、ペダゴジーとアンドラゴジーの上手な使い分けができる"教え方上手"になりましょう。

☑ 教え方ポイント❻

「大人」である学習者の経験とニーズをとらえ、
自ら学ぶ能動的学習へ誘っていこう！

COLUMN

アンドラゴジーとペダゴジーの上手な使い分け

　アンドラゴジーとペダゴジーの使い分けで気をつけたいのは、対象という区切りで関わり方を分けないこと。これから取り組むことが初めてなのか、過去に経験があるかで、臨機応変に変えていきましょう。

　たとえば、外科病棟に異動してきたばかりのＡさんは、これまで手術室の勤務経験しかありません。入院の取り方や電子カルテの使い方など、一つひとつをペダゴジーのスタイルで丁寧に指導する必要があります。しかし、術後の手術記録の見方や、ドレーンの先端がどこに入っているのか、という知識についてはどうでしょうか。手術室に勤務していたＡさんは、病棟看護師よりも十分に理解できていると予想されます。このような場面では、Ａさんの経験を活かした、アンドラゴジーの関わり方が求められるわけです。

　何気なく、こうした対応ができていた方も多いと思います。これからは意図的に実践することで、さらにスキルアップを目指しましょう。

第 1 章

教え方講座

7

新人は、ベテランを見ているだけでは育たない

　あの手この手で関わっても一向に改善が見られず、何度も同じ失敗を繰り返してしまう新人たちに、「一体いつになったら一人前になるのだろう？ 自分の教え方が悪いのだろうか……」と、自分を責め、疲弊している指導者さんはいませんか？ そんな指導者さんのために、現場で活用できる教え方のコツをご紹介したいと思います。

新人とベテランでは、見える景色が違う

　熟達研究のなかで明らかになっている知見に、「ベテランの動きを観察しているだけでは、新人は一人前にはならない」ことがあります。これは、近年の視線運動の研究でもわかってきたことで、新人とベテランでは見ている箇所や範囲が違うのです。

　たとえば、こんな経験はありませんか？ 新人と一緒にケアに入り、その後、ナースステーションでその場面の振り返りをしようと話を始めたら、私（ベテラン）にはその場面がありありと目に映っていたのに、新人にはまったく目に留まっていなかった……。こんなシーンでは、思わず「えぇ〜！」と叫びたくなりますね。でも、仕方がないのです。新人の視野はベテランと比較すると非常に狭く、加えて知識不足のため、たとえその情報を目にしていたとしても、起きている現象の意味づけができません。だから、それが重要であるとの判断に至らず、報告も遅れてしまうのです。

49

それでは、どのような関わり方が求められているのでしょうか。

頭の中身を伝える「思考過程の言語化」が大事

　私の前任校である新潟県立看護大学では、学生に対して「かるがも実習」というものを行っていました。命名したのは、当時の成人看護学講座・慢性期看護領域の教授、加藤光寶先生です。その名の通り、看護師のあとを学生がかるがものようについて病棟内を回ります。3週間ある実習の最初の1週目に取り入れていました。目的は、看護師の1日の業務を把握するほか、さまざまな患者と出会い、受け持つ患者を決めるためでした。

　実習の際に、教員から病棟看護師に以下の2点をお願いしました。

①朝の打ち合わせのときに、その日看護師が受け持つすべての患者の概要を学生に紹介してほしい。
②患者紹介やケアの際には、頭の中身を言語化しながら、学生に伝えてほしい。

　看護師の頭の中身、つまり、申し送りやカルテ、観察から得られた情報をもとに、どのようにアセスメントを行い、個別性を踏まえながらケアを行っているのか、その思考過程のすべてを伝えてもらうのです。たとえばこんな感じです。

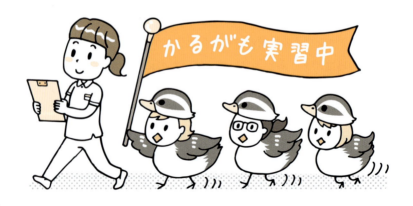

ある日の「かるがも実習」 ※患者名はすべて仮名です

病棟看護師：それでは、今日、私が受け持っている患者さんを紹介しますね。

学生　　　：お願いします！

病棟看護師：501号室のヤマダハナコさん、昨日検査目的で入院した30歳の女性です。会社の健診でレントゲンに影が映ったそうで、肺がんが疑われています。現在のところは、とくに自覚症状はないようです。今日は、10時から胸部CTの検査が予定されています。昨晩入院したばかりで、肺がんじゃないかという不安も口にされているようなので、夜間の睡眠状況や朝のお食事の量などは必ず確認したいところですね。あとは、今日の10時からの検査について、もう一度お声がけをして、CT検査で必要な同意書についても一緒に確認しようと考えています。CT検査の造影剤は、人によってはアナフィラキシーショックを起こすこともあるので、必ず事前の説明と同意が必要です。

学生　　　：（メモを取りながら）なるほど！

病棟看護師：次の方、502号室のカワイタロウさんは17歳男性、喘息で入院していましたが、治療が終わり、状態も改善したので本日退院となります。退院手続きについて説明があるので、朝のラウンドの際にお声がけしようと考えています。
　　　　　　次の方、503号室のスズキジロウさんは、75歳男性で、昨日肺腫瘍の摘出術を行った患者さんです。17時に帰室していて、夜間も問題なく経過しています。現在は、酸素をマスクで……、観察ポイントは……（患者の状態について説明が続く）。
　　　　　　それで、今日はどこから回ろうと考えているのかというと、私が受け持っている患者さんのなかで一番重症なのがスズキさんなので、まずはスズキさんのお部屋から回ろうと思います。観察ポイントは、ベッドサイドに行ってから一緒に確認していきましょう。

学生　　　：はい、よろしくお願いします！

　このように、看護師から患者の解説があることで、学生はグッと患者をイメージした状態でベッドサイドへ向かうことができます。また、看護師と同じ現象をただ見るという受け身的な実習ではなく、看護師の思考過程が添えられること

で、「だから今、そこを観察しているのか」と、一つひとつの行動が学生のなかで意味づけされ、自分も観察しようと主体的に取り組んでいる様子がみられるようになります。

看護師からみれば時間も手間もかかる実習方法でしたが、指導者やスタッフのみなさんからは「普段、何気なくやっていることが多かったので、いざ伝えようと思うと言語化するのが難しかった」「けれども、学生さんに伝えようとすることで、自分自身の思考の整理もでき、いろんな気づきや発見があった」との嬉しいメッセージをいただきました。また、副次的な効果ですが、丁寧な関わりをしてくれた施設には、翌年就職希望者が殺到するという嬉しい反響も起こりました。

かるがも実習における関わり方を、ぜひ新人看護職に対しても実践してほしいと考えます。なぜその順番で行うのか。今、何を観察しているのか。何が確認できたからどう判断するのか。これらの行動は、実はベテランになると無意識に行っている行為が多く、ベテランにとっても自分自身の学びにつながります。

「すべてを解説することは、新人の勉強にならない」と考える方もおられるでしょう。そのような場合には、クイズをサンドイッチしてはいかがでしょう。探求心がかき立てられ、より効果的です。

人は、「知りたい！」と強く欲求したときに入ってくる情報のほうが、記憶に残りやすいものです。「知りたい！」欲求時にタイムリーに伝えることで、点と点とがつながり、線となり面となる。そのほうが知識は体系化されやすいのです。

人を一人前にするモデル「認知的徒弟制理論」

さて、思考過程は言語化して伝えればよいとして、技術はどのように教えたらよいでしょうか。

認知的徒弟制理論をご存じですか。これはアメリカの認知学者であるジョン・S・ブラウンやアラン・コリンズが提唱した、学習者を一人前にするモデルで、以下の4つのSTEPで進めていきます。

①モデリング：模範を示し学習者にまねてもらいます。

②コーチング：指導者が手とり足とり指導をします。

③スキャフォルディング：できるところは学習者に任せ、できていないところだけをフォローします。いわゆる、逆OJTです。

④フェイディング：徐々に支援を少なくし自立へと導きます。

　この繰り返しです。思い返せば、すでに実践されている方も多いのでは？　そして、山本五十六のあの名言を思い出された方もいるのではないでしょうか。

「やってみせ　言って聞かせてさせてみて　誉めてやらねば人は動かじ」

まさに、その通りですね！

☑ 教え方ポイント❼

まずは、すべてを言語化して解説を。
新人は手とり足とり育てよう！

第 1 章

教え方講座

8 時間ではなく、質を担保する

　ご自身の成長を振り返ったとき、どのくらいの期間で一人前になったと感じますか？　また、周囲を見渡したとき、後輩らはどのくらいの期間で一人前になったでしょうか。昔に比べると、最近は少し時間がかかっているなぁと感じられている人も多いのではないでしょうか。

　桃栗三年柿八年——何事も成就するまでにはそれ相応の時間がかかる、という古くからの諺にもあるように、人材育成の世界では、人がある領域に精通するには5,000時間かかるといわれています。

　1日8時間労働とし、1時間の休憩を引いて7時間就労したと仮定します。1年は365日ですが、土日祝日を引くと平均246日。ということは、

5,000時間÷7時間/日÷246日＝2.903年≒3年

となります。どうでしょうか。感覚的に、大体3年くらいで一人前かな？　と予想していた人は、大当たりです！

熟達の10年ルール

　では、さらにその上の、エキスパートになるまでには何年かかるのでしょうか。実はこれには**熟達の10年ルール**という言葉があります。これは、心理学者アンダース・エリクソンがチェスやバイオリニストなどの研究を通じて明らかにした数字です。

　プロレベルに達するまでには最低10年、時間にして1万時間以上の、ときに

厳しい練習が必要ということがわかっています。とはいえ、まわりを見渡したとき、「10年経っても……」という医療職の人も見受けられます。つまり、その期間をどのように過ごしてきたのか、日々どのような実践を積んできたかが重要であり、やみくもに練習、日々の業務をこなしているだけでは、熟達は期待できないようです。

エキスパートになるためにはよく考えられた練習が必要

そこで、エキスパートになるためには**よく考えられた練習**を積むことが必要ということがわかっています。ではそのよく考えられた練習とは、どのような練習なのでしょうか。表-04 をご覧ください。ここでは、「練習」を「日々の実践」に置き換えて考えてみましょう。

表-04　よく考えられた練習とは
①最適な難易度 ②練習結果に対しての他者評価（振り返り） ③自分で自己評価（振り返り） ④本人がやる気を出して練習 ⑤継続的な練習 ⑥課題の楽しさを教えてくれるコーチ ⑦練習に専念できる環境支援

（文献 1 より著者作成）

❶ 最適な難易度

まずは、最適難易度の目標設定がポイントです。想像してください。簡単にクリアできてしまうゲームって、すぐに飽きませんか？ 反対に、どれだけ頑張ってもクリアできないゲーム、これもまた飽きてしまいますよね。

つまり、ちょっと頑張るとクリアできる、そのくらいの目標設定がなされたとき、人ははじめて「頑張ってみようかな」と思えるのです。そして、少し頑張ったという事実とその成功体験が、**自己効力感**（自分はやればできるという信念）

へとつながっていきます。

　この自己効力感は、今話題の「折れない心づくり」、**レジリエンス**（ストレスなどの外的刺激に対する柔軟性）を鍛える大事な要素のひとつでもあります。個々の学習者に合わせた**スモールステップ**を組み、小さな成功体験を積んでいけるよう、環境調整を図ることが指導者には求められています。

❷ 他者評価、❸ 自己評価（振り返り）

　次に大切なのが、振り返りです。やりっ放しでは人は育ちません。ドナルド. A. ショーンは**省察的実践家**というモデルを提唱し、そのなかで、「真の専門家は３つのステップ（行為のなかの省察、行為に基づいた省察、行為のための省察）を繰り返し成長している」と述べています。現象を客観的にとらえ、自分自身も含め俯瞰する力が成長につながるようです。

　さらに大切なのは、失敗したときだけでなく、成功したときこそ振り返りを行うこと。その成功のなかに、ベストプラクティスが隠されているのです。うまくいったときこそ振り返り、みんなで共有して次につなげましょう。振り返りの詳しいコツについては、以降でご紹介します。

❹ 本人がやる気を出して練習、❺ 継続的な練習

　あくまでも、練習（日々の実践）をするのは学習者である本人です。われわれは、学習者が日々の実践に没頭できる環境を調整しましょう。

　具体的には、勤務調整、トレーニング時間の確保、適切な目標設定と課題量の調整、コーチングスキルを活用し適切なタイミングでの振り返りを行います。

　指導者側は課題量を調整しているつもりでも、指導に入った他のスタッフが課題を出していて、いつの間にか課題量が増えている、そんなケースもときどき耳にします。本人にも、適宜抱えている課題を確認するようにしましょう。

　グッと集中的にトレーニングする機会も必要ですが、可能であれば継続的にトレーニングするほうが効果的です。間隔が空くと、習得した内容も忘れがちになってしまいます。とはいえ臨床現場では、あまり頻度の多くない検査や処置も

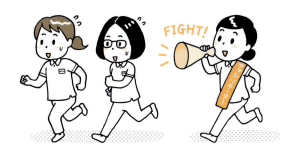

あるはず。そんなときには、シミュレーション教育を上手に取り込みながら、継続的に学ぶ場を補えるとよいでしょう。

❻ 課題の楽しさを教えてくれるコーチ

　振り返りでは、他者からのフィードバックを受け止め、できない自分と素直に向き合うことが求められます。できると思っていた自分が学習者の中にあるときには、なかなか現実を受け入れられず、少々つらい作業となります。そこで大きな役割を果たすのが、学習者の**安全基地**となり、適切な関わりをするコーチ＝指導者の存在です。できている箇所を認め、**承認欲求**を満たしつつ、改善点を学習者が自ら気づけるよう導く、**ファシリテーターとしての関わり**が求められます。「あぁ、そうか！」と自分で気づいたときにこそ、学びが腑に落ちるのです。

　課題の楽しさを教えてくれるコーチ＝指導者の存在は、学習者のモチベーションにもつながることを実感しています。たとえば、どんなに忙しい日でも、お互いをフォローし合い、患者さんの小さな変化も共有し喜び合い、チームで１日を乗り越えられたと感じ合える日は、疲れも心地よいものです。決して楽ではない看護の仕事ですが、その尊さや意義を伝えてくれる指導者がいると、とらえ方も変わってくるのです（＝**リフレーミング**）。逆に、業務的に看護をしているだけでは、疲弊する一方です。

❼ 練習に専念できる環境支援

　練習に専念できる環境支援については、研修参加の機会を確保することと、人

間関係の調整が求められます。研修参加については、新人看護職研修は努力義務化となり、勤務補償されての参加となるでしょうが、2年目以降はそれも難しい職場が多いかもしれません。ときには、集中して研修参加できるための勤務調整も必要ですが、日々の実践のなかで隙間時間を活用した10分程度の勉強会や、短時間でできるトレーニングを実施すると効果的です。

　また、後者にあげた人間関係の調整については、管理者の介入が必要となる場面です。プロであれば、好き嫌いという幼稚なレベルに留まらず、誰とでもうまくやってほしいと願いたいところですが、そうはいかないのが現実です。指導者と学習者、同期同士、チーム内での人間関係などをモニタリングし、介入しても改善が得られない場合には指導者の交代やチームの移動を試みてみましょう。

　時間よりも質の担保を大切にするようお伝えしてきましたが、一人前になるにはやはり時間も必要です。とはいえ、患者安全を守ることができない、チーム連携が図れず全体のパフォーマンスが低下している、この2つが脅かされているときには、3年を待たず異動を考慮しなくてはなりません。

　できれば、いきなりの退場＝レッドカードではなく、チャンスを与えつつの警告＝イエローカードの提示を行い、改善できることを信じているというＩ（アイ＆愛）メッセージを伝えること、これが人材育成のコツかもしれません。

☑ 教え方ポイント❽

ただ繰り返しの時間を貪るのではなく、練習の質を担保すべし。
その秘訣は、「よく考えられた練習」にあり！

●引用参考文献
1）西城卓也ほか. 内科指導医に役立つ教育理論. 日本内科学会雑誌, 100（7）, 2011, 1990.

第 1 章 教え方講座

9 実践編 ①

看護師長が培った「秘めたる臨床の知」

　ここからは、現場で活躍する看護師長さんが、実践のなかで培ってきた「秘めたる臨床の知＝教え方のコツ」を掘り起こしていきたいと思います。

　まずは私が尊敬する師長のおひとり、山田美恵子看護師長（取材当時、現副看護部長）です。筆者が当院の教育部門に配属となった

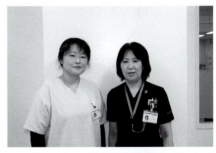

山田美恵子師長（京都大学医学部附属病院看護部、右　※肩書は取材当時）と筆者

際に、山田師長から教育の"いろは"を教わりました。管理室や現場との連携を図りながら、当時19％台だった新人看護職の離職率を、翌年には6％台へと減少させた功績の持ち主です。

　部下からの信頼も厚く、一度一緒に仕事をすると、みんなファンになってしまう……そんな山田師長の「教え方のコツ」をお聞きしました。

スタッフを育てる師長の調整術

　まずは師長としての病棟での振る舞いや人事など、山田師長が日ごろから心がけている調整術をご紹介します。

❶ 師長はなるべくナースステーションにいる

みなさんは勤務中、その時間の多くをどこで過ごしていますか？ スタッフステーション？ それとも、看護師長室でしょうか？ 日々の管理業務はもちろんのこと、委員会活動や研修など業務内容は多岐にわたるため、集中して作業をしたいと思うと、つい看護師長室に滞在する時間が長くなってしまう……。至極、共感します。たしかに、こもらずには完結しない作業も多いですよね。

しかし、立場という視点を変えるとどうでしょう。師長室にいる時間のほうが長い、あまり病棟にいない師長のことを、スタッフはどう思うでしょうか。

山田師長は、**なるべくスタッフステーションにいる**ようにしているそうです。そうすることで、現場で起きている状況がつかみやすくなり、その場にいないとわからない空気感なども、同じ場所にいることで感じとることが可能となります。同じ場所にいるからこそ、スタッフへ指導をしなければならないときにタイムリーに伝えることができ、言葉に説得力が増すそうです。

ちょっとした工夫ですが、よく考えると案外難しい調整だと感じます。しかし、そのぶんメリットは大きいようです。

❷ ロールモデルとなるスタッフとペアにする

当院は、PNS（パートナーシップ・ナーシング・システム）を採用しています。山田師長は、日ごろからわかりやすく伝える工夫をされていますが、それでも言葉では伝わりにくいときもあります。そういうときのために、**ロールモデルとなるスタッフとペア**を組めるようにし、ペア活動を通して学んでもらえる場を調整しているのだそうです。PNSの利点を上手に活用した手法ですね。ロールモデルとなるスタッフのケアの実際を目の当たりにすることで、本人が自ら気づく機会をさり気なく提供している点が魅力的だと感じました。

また、組み合わせには常に配慮を行い、しんどいペアが続かないようベテラン同士で組む日を設定するなど、緩急をつけるよう工夫しているそうです。身体的な疲弊だけでなく精神面への配慮もなされている点は、スタッフのモチベーション維持に向けても重要な調整だと感じました。

❸「問題アリ」でも、あえてリーダーの役割を与えてみる

態度面が気になる中堅看護師など、「ちょっとなー」と思うスタッフに対しては、リーダー的な役割を避ける、というのが一般的ではないでしょうか。

しかし、山田師長は<mark>あえてリーダー的な役割を与え、成長できるようフォロー</mark>をするそうです。

具体的には、つねに見守り、どんな小さなことでも声をかけ、できている点を具体的にほめるようにします。面談時にも、その頑張りについて具体的に伝えるようにします。本人は、ほめられる機会が少ないため、少しは照れもあるようですが、それでもやはりうれしそうにしているのが印象的だそうです。

これは、教え方講座2でお伝えした、<mark>「学習者は可能性を持った存在」</mark>という考え方そのものですね。"できない人"と負のラベリングをしたとたんに、その人の成長は閉ざされます。決してあきらめることなく、チャンスを提供し、可能性を信じることが肝心です。

できていることを認めることは<mark>「承認欲求を満たす」</mark>ことにもつながります。あえてリーダー的な役割を与えることで組織に貢献する喜びを感じられると、チームの一員としての居場所が確保でき、所属の欲求も満たされていきます。孤

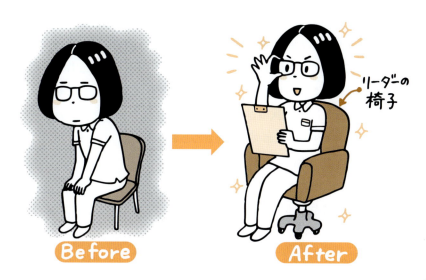

Before　→　After　リーダーの椅子

立感が解消され、集団から価値ある存在だと認められ、一目置かれていること、承認されていることを感じるようになります。すると、欲求は次のステージである自己実現へと移行し、なりたい自分が明確化していくのです。

"椅子が人を育てる"という言葉があります。いわゆる「役割期待」、「○○らしさ」のことです。最初はどこか頼りなかった研修医も、1年2年経つと医者らしくなりますね。頼りなげに見えた若夫婦も、子どもが生まれると親らしくなっていくものです。与えられた地位や職業、その役割が、その人をその役割らしくさせていくのです。当事者が周囲から求められている役割期待を十分に理解できない、あるいは周囲が過剰な役割を期待するとズレが生じ、互いのストレスとなります。ズレを回避するコツは、普段からのコミュニケーションです。ビジョンを共有し、承認の心で関わることが秘訣です。

この方法にはそれなりのフォローが必要とはなりますが、思い切ってやらせてみるのも人材育成のコツだなと感じました。

❹ 人材も循環が大事！

「お局様」という言葉、もう死語でしょうか？ 人材育成の研修に行くと、病棟の管理職よりも権力が勝っているという、お局様の存在を耳にします。長年同じ病棟にいると、つい「主」と化し、いろんなことを仕切り、牛耳る存在になりがちです。本人の資質にも問題がありますが、他のスタッフも何でも知っているお局様に頼るので、相互作用のなかで自然と主化してしまうのかもしれません。配置などさまざまな問題もあり、異動が難しいケースもあるかもしれませんが、患者安全が守れない、チーム医療が図れずパフォーマンスが低下している。こういった場合には躊躇せず、人事異動させることを私は推奨しています。山田師長も、長い人には異動を勧めているそうです。

しかしそこには、そのスタッフへの期待を込めて。

"井の中の蛙 大海を知らず"——初めて他の病棟を知ることで見えてくるもの、ありますよね。

"かわいい子には旅をさせよ"——いろんな経験を乗り越えて、スタッフが成長し

ていける機会を提供することが肝心です。

　スタッフの成長は、本人や組織だけでなく、患者さんにも還元されること、それが最大のメリットです。同じところにとどまり続ける水は腐ります。水も人も、循環が大事ですね。

❺ 自分自身がロールモデルとなり社会人マナーを伝えていく

　「最近の若者は社会人マナーがなっていない」という言葉をよく耳にします。SNSで休み希望を伝えてくるだけでなく、欠勤の知らせまでもがSNS。一人1台スマホを保有する時代となり、また卒業と同時に看護という特殊な世界に入ってきた看護師たちは、電話の応対やメールの書き方など、いわゆる一般的な社会人マナーを習う機会がない、というのが実情なのかもしれません。

　就職後に出会う社会人の1つの模範は、師長さんです。山田師長は**自分自身がロールモデル**となり、言葉遣いや整理整頓、椅子の座り方など、基本的な社会人マナーの見本となれるように心がけているそうです。近年は白衣もパンツスタイルが増え、豪快に股を開いて座っている女性看護職を見かけることがありますが、そんなときは本人に近寄り、恥をかかせぬよう小声で「ちょっと、もう全開（笑）」と伝えるようにしているそうです。

　日ごろから意識していないと、ふと素の自分が出てしまうものです。とくに忙しいときは、雑なところが出やすくなりますね。お天気師長にならぬよう、常に同じトーンでスタッフと関わるためにも、看護師長としての自分自身のコンディションを調整することも、大事なことだなと学びました。

☑ 教え方ポイント❾-1

よきロールモデルは自分から。
役割も人材も循環させ、信じて任せよう！

スタッフとの関わり方のコツ

　続いては、スタッフとの関わり方についてお聞きしたコツ、山田師長のスタッフ対応術を紹介します。

❶ 話しかけやすい雰囲気づくりで、すべての人にとっての安全基地に

　忙しいとき、定時で帰りたいとき、虫の居所が悪いとき、全身から“話しかけるな”オーラを出している看護師、いませんか？　殺気立っていることが遠目にもわかるため、その迫力に負けてしまい、つい話しかけることを遠慮してしまう……。もしそれを、看護師長という役職の人が行えば、さらに話しかけづらくなります。相談したいことがあっても、新人はその雰囲気を察し、声をかけられない日が続きます。そしてある日、「看護師、辞めます」の申し出が……。そのころには辞職の意志も固く、どうにも手立てが取れない状態に。「なんでもっと早くに声かけてくれなかったの」と嘆いても、あとの祭りです。

　「最近の新人は、報連相ができない」という話を耳にしますが、報連相がしやすい、話しかけやすい雰囲気はあるのでしょうか？　すでに述べてきたように、コミュニケーションの第一歩は、「きく」です。そのためには、「きく」環境を整えること、気軽に声をかけてもらうための場づくりが欠かせないと、筆者は考えています。

　山田師長は、日ごろから“話しかけやすい雰囲気づくり”を心がけているそうです。以前と比較すると、最近は親子をはじめ、上司・部下、教師・学生、先輩・後輩などのさまざまな関係が、全体的にくだけた関係になりつつありますが、それでも新人からすれば、師長という存在は大きいものなのです。ましてや、新人のように次から次へと目の前の課題をこなすことで精一杯になっている場合には、誰かにSOSを出す余力も次第に失われていき、ある日、突然ポキッと心が折れてしまうのです。

　その点をふまえ、山田師長は、話しかけやすい雰囲気づくりをするだけでなく、自ら声をかけるようにしているそうです。とくに、①黙々と自分で頑張るタイプ、

②自己主張をしないタイプ、③仕事の要領が悪いタイプには、意識的に関わるそうです。たしかに、この３つのタイプは外に向かってSOSを発信することが少ない、あるいはできずに、問題を自分の内にとらえたり、本人も意識しないままにストレスを抱えたりする傾向が見受けられます。そのため、意図的に介入していく必要があるのです。

とくに③仕事の要領が悪いタイプは、報連相のタイミングを見失ったことで判断が遅れ、結果として仕事が遅れてしまう、ということが往々にしてあります。よって、師長や指導者側から声をかけることが、悪い状況を回避する、あるいは抜け出す１つの方法となります。

この"話しかけやすい雰囲気づくり"は、教え方講座②「指導者に求められる７つの心構え」で説明した**安全基地**につながります。看護スタッフはもちろんのこと、患者や家族、他の医療職も含めたすべての人の安全基地になれると、自然と人が集まり情報が寄せられるようになります。また、日ごろからコミュニケーションが図れるようになるため、いざというときに交渉がしやすくなります。さらに、些細な情報も早い段階で耳に入るようになり、大事に至る前に対処することも可能となります。

師長には威厳も必要ですが、まずは安全基地であることが大切な要素だと感じました。

❷ どんな話でもしっかり受け止めリクエストは具体的に少しずつ

話しかけやすい雰囲気をつくった結果、スタッフからの愚痴も多く届くようになります。そんなとき、山田師長はどんな愚痴でも受け止めるようにしているそうです。先入観を持たず、**丸ごとスタッフを受け止め、気持ちを寄り添わせて**話を聴いていきます。

これは、教え方講座③でご紹介した「きく」ためのコツですね。塊をほぐしながら「きく」ことを続けていると、本人のなかで徐々に問題の本質が明らかになり、内省が図られ、場合によっては自己解決していくこともあります。

また、二者の対立について対応が必要なときには、報告者の視点だけで判断す

るのではなく、状況を多角的にとらえ、両者の意見を聴き、事実確認を行ったうえで対応するようにしているそうです。常に中立的な立場で、平等性、公平性の観点を忘れずに対応することがコツだと教えてくれました。

さらに、十分にスタッフの話を聴き、成長を期待してリクエストをする際には、"具体的に""少しずつ"を心がけているそうです。たしかに、聴いてもらえた安堵感のあとに、師長からたっぷり課題を出されたのでは、スタッフは話そうとは思わなくなります。また、リクエストが具体的でないと、何を求められているのか、つまりゴールが明確にならず、取り組みに失敗する可能性が高くなります。

具体的な小目標を共有し、**スモールステップ**で着実な成長を促すこと。これはいろんな場面で応用できるコツだと感じました。

❸ 皆の前でほめれば本人も職場も明るくなり、相互理解にもつながる

みなさんはスタッフをほめるとき、心がけていることはありますか？ 山田師長は、**できるだけ皆の前で伝える**ようにしているそうです。

なかには恥ずかしく、苦手と感じる人もいますが、嫌な気持ちになる人は少ないはず。よいことは皆で共有できると、部署の雰囲気もグンと明るくなるので効果的です。また、スタッフ同士が互いの新たな一面を知る機会にもなり、相互理解にもつながることが期待できると教えてくれました。

余談ですが、数年前から小学校を中心に"ほめ言葉のシャワー"という取り組みが展開されています。**"自信が人を伸ばす"**という、発案者である菊池省三先生（教育実践研究家）のポリシーをもとに、子どもたちのコミュニケーション力を高めることを目的に取り組まれています。クラスのなかに互いを認め合う文化が自然と生まれ、よい効果が得られており、徐々に全国的な広がりを見せているようです。

❹ 面談や指導ではスタッフを承認するため、感謝を伝える時間をつくる

スタッフへの面談、あるいは指導の際に、心がけていることはありますか？

面談や指導と聞くと、「教えなければ」「改善を図らなければ」という思いが強

くなり、ついできていないことに目を向けがちですが、日ごろの労をねぎらい、感謝の気持ちを言葉にしましょう。大切なチームの一員としてスタッフ一人ひとりの存在を認め、承認するために時間を費やすことも肝心です。

山田師長は、年に数回ある面談のなかで、個々のよさや課題について、**実際の場面を取り上げてできるだけ具体的に伝える**ようにしているそうです。本人が「あぁ、あのときのことを言われているな」とわかるように伝えることがコツで、「師長さん、見ていてくれたんだ」という安心感にもつながることを期待し取り組んでいるそうです。

これは、前述のように、日ごろからナースステーションにいるよう心がけているからこそできる技だと感じました。単に起こった出来事だけでなく、そのときの空気感も一緒に体感しているからこそ、スタッフの心に響くメッセージが伝えられるのですね。また、できていることを具体的に言語化し伝えてもらえると、スタッフ自身が自己成長を認知する機会にもなり、結果としてモチベーションアップにもつながります。

ところで、あなたの周囲に、皆の前で罵声を浴びせる役職者はいませんか？これは人格否定につながる立派なハラスメントです。反面教師とし、決して真似をしてはいけません。このようなケースに遭遇した際には、"怒っている人は、困っている人"と認知しましょう。寄り添い、困っていることの本質をとらえ、解決のサポートができると道が開けてきます。

感情が爆発しがちな方には、**アンガーマネジメント**をおすすめします。詳しくは本章の末尾のコラム（p.85）で説明しています。

☑ 教え方ポイント❾-2

話しかけやすい雰囲気づくりでみんなの安全基地になろう！
感謝の気持ちを言葉にし、傾聴と承認で関わろう！

副看護師長への対応術

　続いては、副看護師長との関わり方です。お悩みの師長さんも多いのではないでしょうか。看護師長と副看護師長の関係は病棟運営の要であり、大切な両輪です。ここがチームになれないと、スタッフを巻き込んだチーム活動は期待できません。また、複数の副看護師長がいる場合には、バランスにも配慮しながら回していく必要があります。

　師長代行も担う副看護師長とのかかわりは、次期師長候補の育成にもつながる重要な教育の場です。山田師長の関わり方をご紹介しましょう。

❶ メンタルモデルとルールを共有する

　みなさんは、副看護師長とのコミュニケーションで心がけていることはありますか？　ときに師長代行も担う副看護師長の役割は、非常に大きいものです。そのぶん、心身ともに負担が大きくなり、ストレスフルな状態になりがちです。

　その点をふまえ、山田師長は、コミュニケーションを密に取り、業務、そしてストレスを抱え込まないように配慮しているそうです。

　“察する文化”で育った日本人。コミュニケーションが希薄になると途端に情報不足となり、不足部分を相手の気持ちや状況を察することで埋めようとします。つまり、不確かな憶測の情報で埋めようとするわけです。日ごろから、メンタルモデルやルールの共有ができていて、信頼関係が確立していれば、そこに大きなズレは生じません。なぜなら副看護師長の「師長ならきっとこうする！」という判断に大きなズレがなく、また、その判断に対し副看護師長自身が自信をもつことができているからです。

　しかし、メンタルモデルやルールが共有されていない場合、不確かな情報から判断することによって、小さなズレが生じます。そこに“べき思考”が加わると、さらに負の拍車がかかり、やがて大きなズレへと進行していってしまうのです。

　同じ状況を経験しても、そのとらえ方は人それぞれです。その違いは、おのおのの過去の経験が大きく影響しています。自分（師長）はそんなつもりがなくて

も、副看護師長の経験において、過去にあまりよい上司に恵まれていなかった場合、悪いほうに受け止めてしまう可能性があることを考慮しておきましょう。

　負のスパイラルに陥らないためにできることは、日ごろから密なコミュニケーションを取ることです。とくに、自分の心のなかにもつイメージや固定観念＝メンタルモデルを言語化し共有しておくことは、チーム活動において重要だと言われています。

　まずは、あなたが大切にしたい看護について、副看護師長と語ってみませんか。

❷ 物理的な環境を整える

　山田師長は院内での移転事業の際に、師長のデスクの隣に副看護師長専用のデスクを設置しました。電子カルテも準備し、さまざまな業務や役割を担う副看護師長の作業効率が上がるよう配慮されています。それまでは、共有スペースで作業に専念しづらく非効率的でしたが、新しい環境で解消されました。また、隣に座っているために声がかけやすく、お互いにちょっとした相談もしやすい環境になったそうです。

　著者自身を振り返ると、看護教員になって以来、自分専用の机と棚があることが当たり前になっていました。授業や研修、委員会活動を担うようになると、自然とパソコンは欠かせなくなり、資料やファイルも増えていきました。しかし、現場の副看護師長らに目を向けると、院内外を問わず専用の机や棚を与えられて

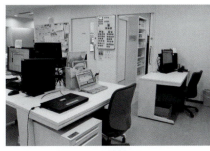

実際の看護師長と副看護師長のデスク

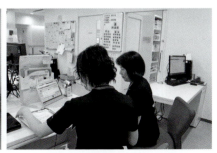

ちょっとした相談もしやすくなった

いる施設は少なく、個人のロッカーにたくさんの資料を詰め込み、持ち帰れる資料は自宅へと持ち帰るという現状があります。

環境が人を育てます。非効率的な環境では、本来その人がもつパワーを最大限に発揮させることは難しいでしょう。近年、企業においては個別に固定の席を割り当てず、空いている席やフリースペースを活用し仕事を行う「フリーアドレス」というスタイルも普及していますが、「フリーアドレス」であっても、どこかに必ず座れる場所と仕事に使用する道具（ここでは個別のパソコン）が準備されているわけです。

日本人は、どちらかというと集団行動を好み、自分の落ち着く居場所にこだわる性質があります。その点を考慮するならば、役職者には机とパソコンを準備することが肝要かもしれません。またそれにより、「副師長になれば個人の机とパソコンが与えられる」というステータスや、スタッフのモチベーションにもつながるかもしれません。

病棟の広さや予算などにより、できることには限りがあると思いますが、**副看護師長のニーズを取り入れた環境づくりへの工夫や配慮**が、副看護師長のやる気を育て、次世代の人材育成にもつながるのだと感じました。

❸ 個性を活かしつつ、バランスを取る

みなさんの部署には、副看護師長が何人いますか？ 二人以上になった場合には、**副看護師長同士の関係性にも配慮**が必要です。

山田師長は、それぞれの力量やタイプに合わせた指導を行うとともに、副看護師長同士が協力し合えるよう、それぞれのよさを認め、労い、間を取り持つようにしているそうです。とくに、誰か一人の負担が大きくなってストレスフルな状態にならないよう、十分に配慮をしているそうです。

具体的には、個々に適した業務量の調整をしているそうです。余裕がなくなると人は破綻しがちですので、作業の進捗状況を密なコミュニケーションで確認しながら、個々の力量やタイプを見極め、調整を図ります。仕事が遅いタイプには、判断が苦手あるいは後回しにする傾向があるために結果として仕事が進まない、

という背景があります。密なコミュニケーションを取ることで、どの段階で悩んでいるのかを把握できるだけでなく、それぞれが苦手とする場面で一緒に解決することができます。副看護師長にとっては、師長の思考過程を一緒に学ぶことができるため、最高の OJT の場となります。

密なコミュニケーションとは、単にまめに声をかけるということではなく、"心をかける" "心を届ける" ということなのだと学ぶことができました。

山田美恵子師長の取り組みの様子からは、学習者中心であり利他主義であること、そしてまさに関わり方のすべてがケアリングの精神に通ずることが伝わってきます。学習者を信じ、成長への機会を与え、タイミングのよい声かけと承認でスタッフに自信とやる気をみなぎらせていく様子は、管理者にとってのよきロールモデルになると感じました。

みなさんの周辺にも、きっと管理者として素敵なロールモデルになる方がいるはずです。その人をイメージしながら働くだけでも、きっと行動が変わっていきますよ！ 一緒にやってみましょう。

☑ 教え方ポイント❾-3

密なコミュニケーションで心を届け、
メンタルモデルとルールを共有しよう！

第1章 教え方講座

10 実践編②

師長としての振る舞い方・関わり方

前項に続いて、私が尊敬するもう一人の看護管理者である、大谷雅江看護副部長をご紹介します。京都府医師会の委員会活動をきっかけに出会い、現在もその委員会活動のひとつである医療安全のシミュレーション（チーム医療コース）でご一緒させてもらっています。その他、「チームSTEPPS近畿」※という場でもファシリテーター活動を通して、受講者との関わり方を学ばせてもらっています。

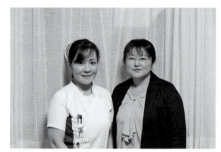

大谷雅江看護副部長（洛和会ヘルスケアシステム洛和会音羽病院、左）と著者

大谷看護副部長は、10年ほど医療安全管理室の師長として活躍してきた経験から、日々のインシデントレポートを通して、コミュニケーションの大切さを痛感しているとのこと。「上司は最大の環境」「自分次第で病棟は変わる」と語る大谷看護副部長から、師長としての振る舞い方や、スタッフとの関わり方を学びましょう。

※主として近畿圏における患者安全の向上に寄与することを目的とした、医療安全を推進するための医療チームのトレーニング手法であるチームSTEPPSの普及を推進する多職種連携チーム。
http://square.umin.ac.jp/ts-kinki/

第 1 章 教え方講座 10 実践編② 師長としての振る舞い方・関わり方

師長の振る舞いと心構えとは

　まずは、病棟での師長の振る舞い方の心得を紹介します。とくに、病棟を移動したり、新たに看護師長に昇格したりした際に参考になる内容です。

❶ 仕事以外も常に見られていると意識すべし

　そんなの当たり前でしょ、そのくらいは意識してます、という方も多いはず。しかし、どの程度意識できているでしょうか？ 仕事のやり方を見られていることには意識が向いても、仕事中の無意識な瞬間や仕事以外の部分にもいかに目を向けられるかがコツのようです。つまり、あなたの**深層にある心のあり方、そこからにじみ出てくる行動の一つひとつ**をスタッフは見ているということです。

　私もスタッフ時代、つねに師長の動きを見ていました。当時、まだうら若き乙女だった私は、師長が申し送りの最中に鼻をほじる行為が女性らしさの欠如と感じられて腹立たしく、見るたびイライラしていました（この師長さんの名誉のために付け加えると、スタッフのことをなんでも温かく受けいれてくれる方でした。今の私があるのもこの師長さんのお陰と、恩義を感じているお一人です）。

　そうなのです、仕事とは何ら関係のない無意識の行為さえも、スタッフは常に見ているものなのです。関係性が構築されれば許される行為も、最初はそうはいきません。スタッフらは虎視眈々、まるで小姑のようなチェックマンと化している可能性があるのです。

　とくに、師長が新しく着任したときなどは顕著です。スタッフはその師長が自分や病棟にとって安全な人なのか否かが判断できず、心理的に不安な状態に陥っているからです。この人は敵なの？ 味方なの？ といった状態です。判断がつかない原因は、情報不足にあります。情報不足がもたらす不安な気持ちを解消するために、スタッフは師長を観察し、ときに試す行為を繰り返しながら判断するための情報を集めていくのです。そして安全な人と認知されると、次第にスタッフは心を開いていきます。厄介なことに、悪い噂はすぐにスタッフ間で広がり、関係性は一度が崩れると修正しにくいものです。最初が肝心。意識して関わるよう

73

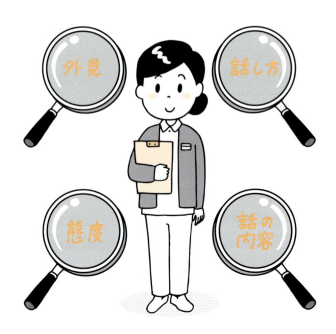

にしましょう。

　では、どのような点に意識をして関わればよいのでしょうか。

　1971年にアメリカの心理学者アルバート・メラビアンの実験で発見された「メラビアンの法則」によると、出会った印象は3〜5秒で決まり、人間は視覚情報から55%、聴覚情報から38%、言語情報から7%の情報を得ているそうです。

　この法則を用いて発展していったコミュニケーションの上達術に、4つの壁、通称 **"対人関係の壁"** があります。人が他者を受け入れるまでには、4つの壁が存在しているのです（表-05）。まずは、第1の壁である「外見」から突破できるよう取り組んでみましょう。

　「表情」。私もそうですが、老眼になりはじめると、パソコン作業の際につい眉間にしわが寄りがちです。難しい顔でパソコンとにらめっこしていると、スタッフも声をかけにくいもの。ときおり、意識して視線を画面から外し、やや斜め上、少し遠くを見るようにします。そして口を閉じ、口角をキュッと上に引き上げます。そうするだけで、眉間のしわは解消され、目は大きく開き、背筋も伸びてよ

い表情になります。

「服装」は、制服だからと安心してはいけません。案外スタッフは私服もチェックしているもの。少しだけおしゃれに気を使うことで、自分自身の気持ちのリフレッシュにもつながります。服装まではちょっと……という師長さんは、普段使いの小物に気を使うと効果的です。たとえば、スタッフへのメモや付箋用紙にかわいらしいものを使うだけでもスタッフの心に響くものです。第2〜4の壁についても、表-05 を参考に、普段の自分を振り返ってみてください。

表-05	メラビアンの法則・4つ（対人関係）の壁
第一の壁	外見…表情、服装、髪型など
第二の壁	態度…姿勢、しぐさ、立ち方、椅子の座り方など
第三の壁	話し方…声の大きさ、言葉使い、テンポなど
第四の壁	話の内容…話の構成など

❷ 前任者との比較を恐れるなかれ

前任者との比較、これは常について回るものです。看護の最大の評価者は患者であるように、管理の最大の評価者はスタッフです。良し悪しはスタッフの受け止めひとつで変わるモノであり、師長の力が及ぶところではありません。スタッフにどう見られているのか、あまり気にし過ぎると、師長としてこの病棟をどうしていきたいのかという肝心の軸がぶれることにつながります。結果的に、スタッフとビジョンの共有が図れず、信頼関係も構築しづらくなります。

評価はスタッフが決めること。潔くまな板の上の鯉となり、力が及ばないことと受け止めましょう。ただし、どうやってまな板の上に登るのか、そこに至る過程は自分自身で変えることが可能であり、それによってスタッフの評価が変わることも期待できます。具体的なコツについて次の③でみていきましょう。

❸ 求められていることを把握し期待に応えるべし

自分がスタッフだった時代を思い出してください。前任者の良し悪しに関わら

ず、新任の師長に求めていたこと、期待していたことはありませんでしたか？ 大谷看護副部長は、「スタッフが何を求めているのか、まずそれをつかむことが肝心！」と、教えてくれました。

　これは、教え方講座⑥の成人教育でご紹介した**ニーズの把握**になります。前任者からの情報も参考にしながら、しっかり自分の目で病棟を観察し、自分の耳でスタッフの声を拾います。ニーズは、小さなことから大きなことまでさまざまありますが、どんなに小さなことでも、目の前にあることを後回しにせずすぐに取り組むことが信頼を得るコツだそうです。

　たとえば、気難しい医師への電話。ベテランや師長からすれば些細なことも、新人からすれば大きな壁。行き詰まっている様子を察知したならば、そのニーズを拾い対応します。「自分でやらせなければ育たないのでは？」と感じる方もいらっしゃるかもしれませんが、目の前で医師に電話をかけることで、どのように伝えればよいのかを示す教育の場へと変えることができるのです。もちろん代わりに行うだけではなく、その場で振り返ることで、次の行動へとつなぐことも忘れず実施します。

　些細なスタッフのニーズも逃さず応え続けていくことで、徐々に信頼関係が構築されていきます。スタッフが師長は味方であると認知することで、病棟が安心安全な居場所へと変化していきます。

☑ 教え方ポイント⑩-1

見られていること、４つの壁を意識しよう！
ニーズをとらえ期待に応えることで、
自分が味方だと認知してもらおう！

インシデント発生時の心得

続いては、インシデント発生時の対応についてです。離職の原因にもつながるインシデントに対し、いかに対応するかが師長の腕の見せどころです。

大谷雅江看護副部長は、10年ほど医療安全管理室の師長として活躍されていましたが、そのときのご経験を病棟で活用されているお話が印象的でした。その実践のコツをのぞいてみましょう。

❶「なるほど」で受け止め、まずは "きく" べし

スタッフからインシデント報告がありました。みなさんの第一声は、どのような言葉ですか？ 大谷看護副部長は、「なんでこんなことしたの！」は、絶対に言わないようにしているそうです。その代わりに発する言葉は、**なるほど**。

意外な言葉だと思いませんか？「なるほど（成る程）」という言葉は、辞書では副詞または感動詞に分類され、同意を示す言葉として紹介されています。そう「成って」しまった事実を報告してくれているわけですから、受け止めの言葉としては端的でトゲもなく最適な言葉です。「なるほど」と、意識的に発することで自分自身の余計な怒りをおさえることもできます。逆に、「なんでこんなことしたの！」は、自分で怒りのエンジンを発動させている状態です。

ニュートラルな状態で事実を受け止め、次に「成る程」の「程」の部分、つまりその結果に至った経緯を確認していくのがコツです。これは、教え方講座③でもご紹介した指導の基本「きく」ですね。

「最近は、インシデントの種類が変わってきている」と、大谷雅江看護副部長は言います。以前には考えられないようなインシデントが発生しているそうです。実は同様の声が、全国からも寄せられています。共通する特徴は、「字面通りに解釈し実行する」というものです。その定番が、教え方講座⑤で紹介した、「点滴見てきて」ですね。「点滴見てきて」の言葉の背景には、多くのミッションが隠されていますが、経験したことがない新人には、そのミッションが見えないのです。

教え方講座③でもご紹介した**氷山モデル**をイメージしながら、失敗に至った経緯、つまり**新人の体験している世界を一緒に言語化**していくことが、真の改善点を見つけるコツだと感じました。私から見えている世界と新人から見えている世界の差が、学習ポイントです。何度も同じ指導をしている自分を感じたとき、「きく」が十分に足りているか点検をしてみましょう。

❷ リフレーミングの言葉で切り替えるべし

「看護職は、患者を通して経験を積んでいく職業。できれば避けたいですが、インシデントも成長のためには必要な経験の1つ。大事なことは、その経験を、どう自分に吸収していくか。どう次につなげるか。どんな経験も本人の胸に落ちないと、成長にはつながらない」と、大谷雅江看護副部長は語ります。

間違えたくない、失敗したくない、というのは誰もが抱く思考です。最近の若者はとくにその傾向が強いようで、なかには一生インシデントレポートを書かずに看護師人生を終えようと真剣に考えている人もいます……。これは実話です。

この**安全志向**は、世界的に見ても日本人における特徴のようです。異なる国の人々の価値観を調査するために社会科学者によって行われている世界価値観調査[1]（2010〜2014年）では、「新しいアイデアを考えつき、創造的であること、自分のやり方で行うことが大切な人」「冒険し、リスクを冒すこと、刺激のある生活が大切な人」が自分に当てはまるかどうか、という質問において、「当てはまる」のポイントが59カ国中で最も低かったのが日本の若者（29歳以下）でした。日本人の特徴、自分でつくり出すというよりは流行しているものを取り入れ（ステレオタイプ）、集団行動が好きな一面をよく反映しています。よくいえば、「奥ゆかしい日本人」らしい結果ですね。

インシデントを起こすと、人は落ち込みます。心理的な不安は個人のパフォーマンスを低下させ、注意力が散漫になり、さらにミスを重ねます。失敗してしまった自分を受け入れられないと、いつまでもこの負のスパイラルから抜け出せず、やがて身体症状がみられて休職。最悪の場合は退職へと至るのです。

この負のスパイラルをいかに断ち切るか、それが管理者や指導者の役割だと私

表-06	リフレーミングの例
失敗した →	成長へのチャンス
すぐに忘れる →	切り替えが早い
反応が薄い →	穏やかな人

は考えています。大谷看護副部長が上手なのは、この負のスパイラルを、スパイラルになる以前のインシデント報告の段階で断ち切っていることです。どのように断ち切るのか、それは**リフレーミング**という方法で断ち切ります。

リフレーミングとは物事をとらえる枠組みを変えることです（表-06 参照）。起きてしまった事実や過去は変えられません。しかし、その出来事をとらえる枠組みを変えることは可能です。**枠組みを変えることで、次につながる手立てが見えてくる**のです。

たとえば次のような声かけです。「えぇ勉強させてもらったな。これは、○○さん（患者）からのギフトだからね。同じこと繰り返したらあかんで。さぁ、次からどうしたらいいか一緒に考えよう」。

起こしてしまったインシデントは真摯に受け止めながらも、患者さんが自分の成長のために与えてくれたギフトだとリフレーミングします。そして、失敗してしまった自分にできることは、二度と同じ過ちを繰り返さないための手立てを取ることだと、次の課題へと導くのです。

大谷看護副部長がとくに上手だなと思うのは、言葉の使い方。インシデントや失敗という負のイメージを持つ言葉から、ギフトというプラスのイメージを感じさせる言葉へと変換している点です。インシデントは汚点ではなく、成長のために必要な患者さんからのギフトだと認識させる技、真似したいですね。

さて、失敗したくないと考えるわりには、根拠のない自信を持ち合わせている若者も多くいませんか。現場からは、まだ一人での実施を許可していないのに実施してしまったケースを耳にします。これは、本人が行っている行為の意味や危険性を十分に認知できていないことが最大の原因だと筆者はとらえています。なんとなくできそう、というイメージだけで動いてしまうタイプが陥りやすいパ

ターンです。こういうケースでは、事前事後の打ち合わせを綿密に行い、行為の意味を十分にとらえられているか、本人の言葉で言わせて確認し、今だけを見るのではなく、予測されるリスクの見通しを一緒に考える関わりが大切です。時間はかかりますが、一つひとつを行動レベルに落とし、確認していきましょう。

❸ 10分間の緊急会議を活用すべし

インシデントの内容によっては、緊急会議を開くようにしていると教えてくれました。時間はたった10分です。「ちょっと集まって！」のひと声で、スタッフはすぐに参集します。普段から適宜参集しているので、状況を察してすぐに集まるそうです。発生したインシデントを共有し、改善案を検討します。10分という時間が集中力を持続させ、どんな若手の意見も拾う大谷副看護部長や先輩看護師らの雰囲気づくりが、次への改善策を生み出していきます。

「看護の対象は生身の人間、自分たちの行為に人の命がかかっていることを自覚しなければならない」「無知は人を殺す」「起きたことはしかたがないが、ただし必ず次につなぐ必要がある」と教えてくれました。たった10分でも、情報を共有することで次のインシデントを未然に防ぐことができるのです。今できることを後回しにせず取り組むことが、肝心ですね。

☑ 教え方ポイント⑩-2

「なるほど」で受け止め、まずは「きく」！
リフレーミングの言葉で、次の課題へと導こう！
今できることを後回しにせず取り組もう！

●引用参考文献

1）World Values Survey. http://www.worldvaluessurvey.org/wvs.jsp

モチベーションアップと関係性づくりの心得

最後に、スタッフのモチベーションを高める関わり方を紹介します。とくに新人看護師は、同期と比較してできない自分を感じると、途端に自身のマイナス面ばかりを見るようになり、モチベーションが急降下していきます。そして次第に自らが描く「ダメダメな新人」を現実化させていく。そんな負のスパイラルにはまっているスタッフはいませんか？　自己評価が高すぎても低すぎても、人は成長しないものです。

また、人間は他者との関係性のなかで自身を価値づけていきますが、認められたい相手も人それぞれで、師長に認められたい人もいれば、認定看護師や自身がロールモデルとする仕事に厳しい看護師に認められたい人もいます。

そうしたさまざまな心模様に対応するコツをうかがってみましょう。

❶「いい子でいなきゃ症候群」への対応術

「いやいや私なんて……」。こんな発言をするスタッフ、いませんか？　できているのに自己評価が低く、自分はみんなに迷惑をかけている、この病棟は自分には向いていないと思い込み、今にもパンクしそうになっている「いい子でいなきゃ症候群」への対応術と、モチベーションアップの方法をご紹介します。

大谷看護副部長は、「いい子でいなきゃ症候群」には3つの共通点があると言います。①頑張りすぎる人、②すでに業務をたくさん抱えているのに「できます！」と他者の仕事を請け負う人、③周囲によく見られたいという思いがある人。

共同体のなかで生活するわれわれは、自然と他者の目を気にしてしまうものです。他者から認められたいと思うのは、至極当然な人間の反応。ただし、それが過剰になるとバランスが崩れ、さまざまな面で支障が出てくるのです。

自己評価が低い「いい子でいなきゃ症候群」に対し、大谷看護副部長は下記のような対応を心がけていると教えてくれました。

1）シグナルをキャッチする

すでに自身の業務量を超えているのに、他者の仕事を請け負ってしまうのが彼

らの特徴。はじめのうちはよいのですが、帳尻が合わなくなると、徐々にしんどそうな様子が見受けられるようになります。

ただし、なかには師長の前では平然を装うスタッフもいますので、日ごろからスタッフと情報共有を行うことがポイントです。いつもより元気がない、疲れていると感じられたら要注意サインです。早めに声をかけ、面談をしましょう。

2) 面談をする

面談では、ざっくばらんな話から始めますが、本人が自分をどのようにとらえ、自覚しているのかなど、じっくりと心の内を聴いていきます。なかには、泣いてすっきりするタイプの人もいますので、泣かれることに動じないように。気になる様子があれば、迷わず面談をするのが秘訣です。早期対応が、悪化させない大事なコツです。そのためにも日ごろの声かけが大切です。

3) 業務量の調整を行う

面談のなかで、スタッフの状況が把握できたら、業務量の調整を行います。ときには、休ませることも肝心です。しかし、「いい子でいなきゃ症候群」の人は、休みをもらうことで周囲に迷惑をかけることをとくに嫌う傾向があります。

そのとき本人を納得させる、共通のメッセージは「患者安全」です。自身のパフォーマンスが十分でないことを伝え、このまま業務を続けることは患者の安全を脅かす可能性があること、患者安全のために、まずは自身のコンディションを調整することも専門職としての大切な役割であることを伝えます。そして、「必ず病棟に戻ってきてほしい」「みんなで待っている」ということを添えるのがコツです。共同体である病棟とのつながりを意識させるこのフレーズは、とても大事だと思います。

なかには、到底大丈夫な状況ではないのに、頑として「大丈夫です」とを繰り返す「すぐに大丈夫病」のスタッフもいます。このようなスタッフには、どのように接したらよいでしょうか。『フィードバック入門 耳の痛いことを伝えて部下と職場を立て直す技術』[1]という本のなかで、著者の中原氏は、なぜそう思うのか、その具体的な理由を確認することがコツだと述べています。いくつか理由を挙げてもらうと、矛盾点が必ず見出くるそうです。

4）直接的な承認メッセージを送る

　「いい子でいなきゃ症候群」は、自分がいい子でいられているか否かの確認をしたいのが性分です。そこで、十分に頑張れていること、病棟に貢献できていることを直接的に伝え、明確な承認を行います。

　不思議なことに、頑張っているという自覚が本人にはそれほどないときがあります。目の前のことに必死になり過ぎ、自分を振り返ることができないことが原因だと考えられます。そこで、本人も気づいていない頑張りや成長した部分を具体的に伝えることがコツです。回し車のなかを全力で走り続ける「頑張り過ぎ屋さん」には、自身を俯瞰できるようなメッセージを送り続けましょう。

5）間接的な承認メッセージを送る

　スタッフの多くは、師長からの承認を得たいと思うものですが、なかには病棟にいる認定看護師や一目置いている仕事に厳しい看護師に認められたいという欲求を持つ人もいるようです。これは、専門性をもって働くスペシャリストに認められた自分、厳しい先輩についていけた自分を感じることで自身の成長を実感し、自身の価値を見出すためではないかと大谷看護副部長は分析します。そして、こういうタイプには、本人が認められたいと思っている人の承認メッセージを間接的に伝えることが効果的だと教えてくれました。

　これは、**ウィンザー効果**ともいいます。第三者を介して入る情報のほうが信憑性や信頼性が増すという心理的な効果を活用しており、上手なモチベーションアップの方法だといえるでしょう。身近な例で言うと、いわゆる口コミ効果です。パン屋の店主が「うちのパンはおいしいよ」と言うよりも、お客さんの口コミの「あそこのパン屋さん、おいしいよ」のほうが、「あの店のパンは本当においしいんだ」と感じさせる、という心理的効果です。

　「この前、認定看護師の○○さんが、この病棟で□□さん（本人）がいちばんケアが丁寧だって言っていたよ」といった間接的な承認は、本人のモチベーションアップはもちろんのこと、スタッフ同士の関係性づくりにもつながるようです。直接の言葉のやり取りはなくても、自分を信頼してくれているのがわかれば、良好な関係性を築くことが期待できます。

日ごろからの観察と早めの声かけが肝心なのですね。ただし、うつ病の症状がみられている場合は、心療内科の受診を勧めましょう。

❷「ありがとう」の文化をつくる

大谷看護副部長から聞いて印象的だった言葉があります。「うちのスタッフね、緊急入院受け入れ依頼をすると『ありがとうございます』って言うの。えっ、『なんでそこでありがとう？』って思って聞いたら、『だって師長さんがいつも言うじゃないですか』って返事が返ってきたんです」。

このような一報に「ありがとうございます」と言えるスタッフ、素敵ですね。大谷看護副部長の口癖は、「ありがとう」です。それが自然とスタッフに伝染していることを実感させるエピソードでした。

「ありがとう」は承認のメッセージです。「ありがとう」の文化で互いを認め合い、良好な人間関係のなかでご機嫌に働ける環境を醸成していくことが、師長の大切な役割なのだと教えてもらいました。

大谷看護副部長の関わりで印象的なことは、常に高いアンテナを張り巡らせていることです。それは監視というアンテナではなく、スタッフを見守る温かいアンテナです。少しでもセンサーが異変をキャッチすればすぐに声をかけてくれ、未来志向型で関わってくれる。その安心感が、スタッフの育成につながっていることを感じました。

☑ 教え方ポイント❿-3

「いい子でいなきゃ症候群」には早期対応。
シグナルを見逃さず、直接的＆間接的な承認メッセージを！

●引用参考文献
1）中原淳. フィードバック入門　耳の痛いことを伝えて部下と職場を立て直す技術. 東京, PHP研究所, 2017, 246p.
2）野津浩嗣. 人がおもしろいように育つ　ホメシカ理論. 福岡, 梓書院, 2014, 177p.

COLUMN

アンガーマネジメントのすすめ

アンガーマネジメントは、「1970年代にアメリカで始まったとされる、怒りの感情と上手につき合うための心理トレーニングです。」[1]。心理教育や心理トレーニングとして体系化されており、アメリカでは広く取り入れられています。なぜかというと、欧米では上手に感情をコントロールできない人は「大人として未熟」という評価になるからだそうです。日本も、この考え方は取り入れたいですね。

アンガーマネジメントにおいて「怒り」は悪い感情ではなく、自分の身を守る感情として扱われています。そして、「怒らなくなることが目的でなく、怒る必要のあることには上手に怒れるようになる一方で、怒る必要のないことには怒らなくてすむようになること」[2]を目指します。

所説ありますが、怒りのピークは6秒と言われています。上手に、この6秒をやり過ごす術を身につけましょう。たとえば、手をグーパーグーパーさせる、100から7ずつ引き算を続ける、自分の太ももをトントンと叩くなどの作業が効果的だそうです。でも1つ注意したいのは、「〇〇さんが太ももを叩き始めたら怒っているサイン」と周囲に認知されてしまうこと。単なる威圧の行為になりかねませんので、気をつけましょう。

私のお勧めは、心のなかで唱える呪文「そうきたか、斬新☆」です。斬新とつけることで、イラッとする事象が新規性を帯びてくるから不思議です。

ところで、「私の怒りは6秒じゃおさまらない!」という方はいますか。怒りの持続性が高い人の特徴としては、プライドが高い完璧主義者タイプ、神経が細やかで気配り上手なタイプ、ついつい考え込んで自分の世界に入り込むタイプなどが挙げられています。怒りの持続性が高い人は、一見静かで穏やかに見えますが、怒りをため込むタイプに多いといわれています。怒るときには上手に怒れるようになることも必要ですね。

●引用参考文献

1) 安藤俊介. 自分の「怒り」タイプを知ってコントロールする はじめての「アンガーマネジメント」実践ブック. 東京, ディスカヴァー・トゥエンティワン. 2016, 224p.
2) 前掲書1. 32.

第 2 章

プロセスレコードで学ぶ

スタッフに寄り添う育成術

第 2 章では、現場で起こりがちな看護管理者の
お悩みに焦点を当て、スタッフの育成につながる
具体的な関わり方のコツを解説します。

● Contents ●

1 新人育成術 ──────────── 88

2 若手育成術 ──────────── 124

3 中途採用者育成術 ──────── 150

4 中堅・ベテラン育成術 ───── 166

※本書では、新人（1 年目）、若手（2〜4 年目）、中堅
（5 年〜）、ベテラン（15 年〜）と設定しています。

第2章

1 新人育成術

ミスを繰り返すスタッフ①
～3つの枠組みで全体像をとらえる

 師長のお悩み

何度指導しても「すみません」というだけで、ミスを繰り返すスタッフ。厳しく指導しても、細かく指導しても、優しく指導しても、結局また似たようなミスをするため、どうしたらよいのかわかりません。自分自身の指導力不足を感じているうえに、病棟での業務にも余裕がない状況で、業務と教育をどのように両立させたらよいのか悩んでいます。

　指導が身につかない、リセットされてしまうタイプの学習者の存在は、セミナーなどでも必ず相談内容にあげられる事案です。

　どのような事案も、まずは問題の全体像を俯瞰できるよう、大きく3つの枠組み（表-07）でとらえることが肝心です。

　これを踏まえ、3段階に分けて、ミスを繰り返すスタッフへの指導例を解説します。まずは、指導の現場で起こりがちな悪い例からみていきましょう。

表-07　事例をとらえる3つの枠組み

①システム（教育・職場環境）
②教育者（指導者、管理者、スタッフ）
③学習者

（文献1より引用）

人を追い込む厳しい指導

A師長：なんか、今日もミスしたみたいだけど？
新人B：……すみません。
A師長：はぁ!?　何があったのか、言ってくれる？
新人B：えっと、あの……。
A師長：あの……何!?
新人B：……すみません。

システムと教育者に課題はないか？

　この場面からは、Bさんが自分の意見を言えない状況であり、表-07 の「①システム」と「②教育者」に課題があることが推察できます。また、指導が身につかないBさんを前に、A師長が相当疲弊していることが推察されます。

　行動変容を促す指導という関わりは、相当根気のいる作業です。「Bさんを育てたい」という思いや患者安全の観点から、A師長の口調がつい厳しくなってしまったことは理解できます。

　とはいえ冒頭から、「今日もミスをした」といきなりBさんを攻撃する一言をA師長が発してしまい、臨戦態勢に入ってしまうと、Bさんを委縮させてしまいます。そればかりか、本来指導に必要な情報、つまり現場で起きた事実（Bさんがとらえた出来事）とBさんの思考を引き出すことが困難になり、効果的な指導につなぐのが難しくなってしまいます。

　余裕がない状況は、人を変えてしまうものです。病棟に欠員は出ていませんか？　もし欠員が出ている、あるいは患者が重症化し日々の業務で手いっぱいになっているのであれば、まずは患者安全を優先した業務を、安全かつ確実に行うことへと頭を切り替えた方がよいのではないでしょうか。そして、普段以上にコミュニケーションが図れるよう、声をかけましょう。殺気立っている現場では、新人は指導者により声をかけにくくなるものです。

　多くの指導者は、業務と教育を両立させなければと悩んでいます。私は、エキ

スパート（達人）の思考や患者との関わり方のすべてが、Bさんへの指導につながると考えています。

　つまり、人材育成の場においては、指導者自身も指導を受ける立場なのです。目標設定や具体的な関わり方について、管理者と指導者との間で振り返りを行い、改善と再調整を行いながら進めていきましょう。

学習者から見えた世界を受け止める

　では、この場面における効果的な関わり方を見ていきましょう。

　まずは、冒頭から「今日もミスをした」と決めつけず、何が起きたのか、Bさんが体験している世界に関心を寄せ、丁寧に紐解くことを意識しながら傾聴していきます。

　もしかすると、学習者はたくさんの「言い訳」をするかもしれません。その「言い訳」を、丸ごと受け止めながら傾聴していくことがコツです。オウム返しや相づち、うなずきを繰り返しながら、学習者の発言を促していきましょう。

　Bさんの発言を「言い訳」ととらえるか、「Bさん側から見えた世界」ととらえるか、それはA師長次第です。日ごろ、患者が体験している世界をとらえながら看護をしているのと同じように、まずはBさんが体験している世界をとらえるよう心がけましょう。Bさんの体験している世界とその思考のなかに、今後の指導につながるすべてのヒントが隠されています。

自身の怒りのコントロールも必要

　攻撃的な指導のなかで学習者が獲得していくのは、「すみません」という謝罪の言葉だけです。泣くまで指導をしても、気合いで反省させても、Bさんに行動変容は起こりません。内省できる場をつくりたいのであれば、じっくりと振り返りができる環境を整えることが肝心です。

　振り返りのための環境調整については、物理的な環境と精神的な環境の2つの

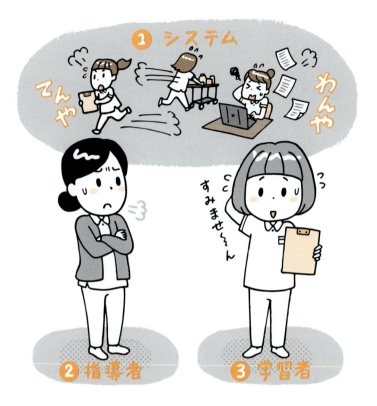

調整が必要です。とくに後者では、**指導者自身の精神面**の調整も意識する必要があります。指導の最大の敵は「怒り」です。A師長自身が、まだ怒りのなかにいるのであれば、振り返りは第三者に託すか、少し時間をおく、あるいは日を改めた方が効果的です。

　一度口から出てしまった言葉は、二度と元には戻せません。怒りに任せて指導を行い、そのあとA師長自身が自己嫌悪に陥ったり、Bさんともども傷つくのであれば、いさぎよくその場から撤退した方が賢明です。感情に任せ、決して相手を追い込まないようにしましょう。「急がば回れ」「急いては事を仕損じる」という諺どおり、学習者はもちろんのこと、指導者自身の精神面も大切にしながら関わる癖を身につけましょう。

　それでは、先ほどの場面の改善例をみてみましょう。

寄り添う指導例 ミスを振り返る場面
A師長　新人B

Good!!

今日も一日おつかれさまでした。一緒に、振り返りをしましょう。①

お願いします。

今日の一番のイベントは、心臓カテーテル検査の準備と帰室後の観察でしたね。②
今までに2回見学して、そのあと3回指導者がついて、一緒に準備や観察をしてもらったのですね。③

……はい。

今日は、前回よりも「少しだけ一人立ちをして自立して動く」という点が目標でした。④
実際に動いてみて、「ここはうまくいったぞ」「頑張ったぞ」「工夫したぞ」というところを教えてください。⑤

前回は義歯をティッシュに包んだら、捨てられるかもしれないから、専用のケースに保管するよう指導されたので、今回は、ケースのなかに入れて保管しました。⑥

ここがポイント！

① 「おつかれさま」という承認メッセージと「一緒に」という魔法の言葉で、<u>安心安全な場づくり</u>を行います。

② これから何について振り返るのか、なぜそれを振り返るのか、指導者と学習者間で共有します。

③ これまでの過程（事実）を振り返り、現在の学習者の立ち位置を確認、共有します。

④ 今日の学習者の目標が何だったのかを言語化し、具体化することで、振り返りをしやすくします。

⑤ <u>よい点にも焦点を当てること</u>がポイントです。とくに、前回指導されていることが改善できているかについて、この投げかけで確認することができます。

⑥ 前回の指導で、単にダメではなく、「なぜダメなのか」その理由をきちんと学習者に伝えることができていたため、今回行動の改善が図られていることがわかります。

第②章　①新人育成術　ミスを繰り返すスタッフ①

なるほど、前回の振り返りが活かされていますね。義歯は、食事の摂取だけでなく、歩行にも影響をおよぼすので大事にしましょう。⑦

⑦ できていることを認め、さらに強化していきます。<u>できていることを承認することで、望ましい行動が増えていきます</u>。これは、ABA（Applied Behavior Analysis）という応用行動分析にもとづく関わり方です。さらに、義歯を装着しないことにより、患者に及ぶ影響についての情報を追加し、義歯の大切さをイメージさせるとともに、好奇心を刺激していきます。

そうなんですね。勉強になります。

反対に「ここは難しかったな、困ったな」というところはありましたか？⑧

⑧ ここでBさんの困りごとに焦点を当てていきます。あくまでも、まずは<u>本人の体験世界に寄り添います</u>。

足背動脈の位置の確認がうまくいかなくて……、時間がかかってしまいました。早く一人立ちしなきゃいけないのに……。

あれは、難しいですよね。私も苦労しました。⑨

⑨ 今はできる指導者も昔はできなかったと、A師長自身が自己開示をすることで、Bさんが何でも言いやすい環境をつくっていきます。

えっ、そうなんですか（笑）。

一人立ちが目標ですよね。なら、いつでも指導者に声をかけましょうね。次、足背動脈の位置がわからないな、というときには、どうしたらよいかわかりますか？　一人で頑張る？　それとも……。⑩

⑩ 次への対策を具体的に確認し、<u>イメージさせて終わります</u>。このケースでは、「一人立ち」という言葉が、指導者への声かけを阻んでいたことが予測されます。また、手技についても、もう一度押さえたほうがよいでしょう。

\ 解説！/

指導のコツは、<u>学習者の体験世界をとらえる</u>ことです。感情に任せ、厳しく指導をしても、期待する結果は望めません。

冒頭で紹介した3つの枠組み（<u>表-07</u>）のうち、「③学習者」という視点から分析すると、ミスを繰り返す学習者の場合、幼いころから「怒られ慣れをしていて、

93

その場をやり過ごす術だけは修得している可能性」が考えられます。これでは、いつまで経っても指導が身につきません。その場をやり過ごすのではなく、学習者自身が自分と対峙できるようになるためのサポートができるよう、まずは**安心安全な場を提供**し、学習者の**体験世界に耳を傾ける**ことから始めましょう。

☑ 新人育成ポイント❶

安心安全な場と、傾聴から始めよう！

COLUMN

聴いてもらえることで生まれる安心感

　みなさんは、何分黙って学習者の話を聴くことができるでしょうか。おそらく多くの場合、1分ともたないのではないでしょうか。学習者から聞き知る情報が耳に入った途端に頭のなかでは分析が始まり、次々と改善点が浮かび、それらを相手に伝え始めてしまうのが常ですね。

　私が指導者の育成研修をする際には、1分間の聴くトレーニングを取り入れています。二人ペアを組んで聴き役と話し役を決め、話し役には遅刻した設定でひたすら言い訳をしてもらいます。聴き役には判断のスイッチをオフにして相手の話を信じ、ひたすら共感的に聴くことを促します。体験後に振り返りを行い、どんな気持ちになったのかを共有します。

　聴き役が話し役の内容を信じて傾聴すると、不思議なことに話し手は、「自分にも落ち度はあったな、改善できるところがあるな」と内省が始まり、言い訳を続けることがつらくなっていきます。反対に、聴き手が「本当？」と疑心暗鬼で聴いている様子をキャッチすると、何とかこの話を信じてもらおうと、次から次へと言い訳が続く様子がみられるのです。

　みなさんは、どれだけ学習者のことを信じて聴いていますか？

● 引用参考文献
　1）Steinert, Y. The "problem" junior : whose problem is it?. BMJ, 336 (7636), 2008, 150-153.

ミスを繰り返すスタッフ②
～効果的な「伝え方」を意識しよう

　前項の「ミスを繰り返すスタッフ」の続きです。**3つの枠組み（①システム、②教育者、③学習者）**で全体像をとらえて問題点の改善を行い、安全な場づくりと傾聴ができたら、一歩進んで効果的な指導のコツを学んでいきましょう。まずは悪い指導例から紹介します。

あれも、これもな細かい指導

A師長：では振り返りをしていきましょう。今日の術後ベッドのつくり方ですけど……。
新人B：すみません、電気毛布のコードをセットし忘れていました！
A師長：そう、忘れていましたね。電気コードがなければ、ただの毛布ですよ。あと、防水シーツも表裏が逆でした。それからガーグルベースンもありませんでしたね。あと……（続く）。あ、ちゃんとメモを取ってくださいね。
新人B：はっ、はい（汗）。

　指導につくと、つい新人のミスばかりが目に入ってしまうものです。とくに問題解決型思考で日々業務をされている管理者のみなさんは、できないところを見つける天才です。早く成長してほしいという思いが強ければ強いほど、言いたいことはあふれる一方です。
　しかし、学習者の立場になって考えると、あれもこれもと言われると、聞いて

いるだけでお腹がいっぱいになってしまいます。さらに、内容が多いと何が重要なのかが理解できず、覚えているのは最後に言われたメッセージと指導者の表情、そして「怒られた」という負の感情だけになってしまいます。

　人間の脳は1000億個の神経細胞から成り立っています。しかし、一生懸命覚えたことでも、4時間後にはその半分を忘れているというデータもあります。「忘れない記憶」にするにはどうしたらいいのか、効果的なコツをみていきましょう。

効果的な伝え方と関わり方のポイント5つ

❶ 伝えたい内容を絞る

　効果的に伝えるためには、その内容を吟味し、絞り込むとよいでしょう。今、この時期の新人に何を学んでほしいのか。そのゴールを具体化し、達成に向けてスモールステップで刻んでいきます。今週はこのテーマ、来週はこのテーマ、そして今日はこれ、明日はこれというように、小分けにするとグッと焦点が絞り込まれ、小さな成功体験が積めるようになります。

❷ リフレインで長期記憶にする

　私たちの記憶には、感覚記憶、短期記憶、長期記憶という3つの段階があります。感覚器を通して得られた膨大な情報は、重要な情報だけが短期記憶へと移ります。しかし、短期記憶は一時的な領域のため、必要な情報はさらに長期記憶へと移動させる必要があります。情報を長期記憶へと移動させるためには「繰り返す＝リフレインする」こと、つまり「復習する」ことがコツといわれています。覚えられないことは、自動化するまでひたすら繰り返すのが達成への近道です。

❸ メモは指導者側が書く

　短期記憶ではすぐに忘れてしまいますから、メモを取るのは効果的です。しかし学習者のなかには、2つのことを同時に処理するのが苦手な人もいます。このような学習者には、指導者側がメモを書く、しかも図式化してわかりやすく説明

してあげると、学習者は覚えることだけに専念することができます。

　また、メモの隅には指導を行った日付を書き入れます。おそらくこの学習者は、今後も同じミスを繰り返すでしょう。そのときに前回の指導内容のページを見ながら指導ができれば、指導者にとって効率的、学習者にもリフレイン効果が期待でき、一石二鳥です。詳しくは本項のコラム（p.100）で説明しています。

❹ できていることは認める

　たとえ感情を入れずに淡々と伝えたとしても、できていないことばかり指摘されると、まるでダメ出しを受けているかのような気分に陥るものです。指導においては、できていることを必ず1つは見つけて**承認**しましょう。すると、学習者のなかで、こちらが伝えたい内容を受け止めるスペースが1つ空きます。教育の中心はあくまでも学習者です。学習者の様子をよく観察しながら、こちらの言いたいことだけを一方的に伝えることのないよう配慮しましょう。

❺ 次はどうするか、学習者に宣言してもらう

　「はい、わかりました！」と覇気のよい返事をされると、指導者側は学習者が理解してくれたものと思い、安堵して終わってしまいます。そこで、指導の最後には必ず**学習者本人の言葉で**「次に同じような状況に遭遇したら、どう対応したらよいのか」を宣言してもらいます。今伝えた内容がどの程度理解できているのか、言語化してもらうのです。もしも誤った解釈があったとしても、この確認で修正することができます。

　では、この5つのコツを使った、効果的な関わり方を見ていきましょう。

寄り添う指導例　焦点を絞った指導

A師長　新人B

　お疲れさまでした。今日は術後ベッドのつくり方について、一緒に振り返りをしましょう。①

　はい、お願いします。

　今日は、3回目の術後ベッドづくりでしたね。ここは頑張ったぞ、ここは次回改善した方がいいな、という点はありますか？②

　えっと、今日は前回よりも時間をかけずに準備できました。でも、時間を気にしたら抜けも多くなってしまい……電気毛布のコードを忘れてしまいました。③

　なるほど、前回よりも時間をかけずに準備することを意識づけられたのですね。よく頑張りましたね。④

　はい（照）。

　でも、時間を気にしたら抜けも多かったと……。これを改善するために、できそうな工夫はありますか？⑤

ここがポイント！

① 何について振り返るのか、冒頭で触れてイメージさせます。

② その場に指導者がいなかったときなどは、このように本人なりの頑張りを引き出せるような問いを立てられると効果的です。できたかできなかったかではなく、本人なりに頑張ったところを承認するために引き出します。

③ できていなかった点をすべて述べさせるのが目的ではなく、本人なりにどこに気づけているかを確認することがポイント。言語化できたところは、心が動いたポイント。心が動いたときに、学びが起こります。つまり、そこが介入のポイントなのです。

④ 本人なりの言葉を引用しながら、まずはその頑張りを承認します。

⑤ いきなりアドバイスするのではなく、学習者のなかにある思考を引き出します。言われたことではなく、学習者自身で考えたことは実際の行動がイメージ化されているため、実現しやすくなります。

第②章　①新人育成術　ミスを繰り返すスタッフ②

えっと、準備が終わったら、チェックリストで抜けがないか確認するようにしたいと思います。⑥

なるほど、チェックリストで確認する方法は確実でいいですね。ちなみに、どんなチェックリストか見せてもらってもいいですか？

はい、これです。

（全体を見ながら）すごいですね、オリジナルでつくったのね。さっきの電気毛布の欄は……（電気毛布の欄を確認するが、「電気毛布を準備する」との記載のみ）、それでは、ここに文字で「電気コード」とつけ足して、イラストで電気コードが出ている様子を描いておきましょう。描き足してもいいですか？⑦

はい、ありがとうございます。

さあ、次回はどんなことを心がけながら術後ベッドを準備したら、ミスなく完了できそうですか？⑧

えっと、終わったらチェックリストで確認して、抜けがないようにします。

はい、ありがとう。次はできる！期待していますよ。⑨

⑥ 実はこのチェックリストが、確認のポイントです。病棟で共通して使用されているものを使う場合は、学習者本人の特徴をふまえたリストになっているかを確認しましょう。とくに、抜けが多い項目がわかりやすく目立つような記載になっているかなどを確認します。

⑦ 2つのことを同時に処理できない人は、文字だけでなくイラストも添えてあげると理解が進みやすくなります。ただし、オリジナルで作成しているリストであれば、本人への敬意も込めて、必ずひとこと断りを入れてから描き足すようにしましょう。
それでもなお電気コードを忘れる場合には、次の指導時に、寒くて震えている患者さんの絵を描きましょう。「電気コードがないと、寒くて患者さんが震えちゃうよ」と言いながら描くことで、実際には体験していなくても、エピソード記憶として長期記憶にとどめることが期待できます。

⑧ 最後に必ず理解度を確認し、次への具体的な行動を言語化させて終わります。もし、他にも改善してほしい点がたくさんあったとしても、今日のところは電気毛布の電気コードだけに留めておきます。「○○しないために」ではなく、「○○できるために」という、未来肯定型の問いかけがコツです。

⑨ 最後は、明るく次への期待で終わりにします。

99

＼ 解説！／

　指導のコツは、「ポイントを最小限に絞ること」です。てんこ盛りの教育では、すぐに満腹になってしまいます。「引き算の教育」を心がけましょう。あなたが学習者に伝えたいことは何ですか？　まずは指導者自身のなかで、伝えたい内容を吟味することからスタートしてみましょう。

☑ 新人育成ポイント❷

伝えたい内容を吟味して最小限に絞ろう！

COLUMN

指導者がメモを取りながら指導する

　本文でも触れたように、学習者のなかには２つのことを同時にすることが苦手な人がいます。もしも学習者のメモが、本人ですら読み返してもわからないような状態のときは、指導内容を聞くことだけに専念するよう促し、メモは指導者が書きながら解説します。

　メモを書くときには、今日伝えたいことが何個あるのか番号を振ったり、関係性を示す矢印や大切な箇所を際立たせるために四角で囲ったりしながら展開していきます。そして、指導の最後にはメモの右下に今日の日付と自分の名前をサインします。おそらくあと10回くらいは同じ場面に遭遇するでしょう。本人は忘れていることがあるかもしれませんが、指導した私は忘れていません。「○月○日のメモを開いてみようか」と言って促し、同じページに今日伝えたいことを、色を替えて書き足していきます。指導の最後には右下に今日の日付と自分のサインをプラスします。

　メモが取れないタイプは、思考の整理も苦手なタイプが多いため、順序よくまとめて書くという作業が苦手です。よって、指導者が書く行為を代行し、指導内容を可視化させ、思考の整理も促しながら指導することがコツです。

第 2 章

ミスを繰り返すスタッフ③
〜指導者自身の"受け止め"を変える

　ミスを繰り返す新人スタッフへの対応について、3つ目のポイントを解説します。それは、指導者自身の**「認知＝受け止め」**の問題です。一緒に学んでいきましょう。

「べき」論、「ねば」論による指導

A師長：病態の学習は進んでいる？　自分でつくっているノートがあったら見せてくれる？
新人B：ノートは、とくに……。
A師長：(新人なのに何で!?　ノートをつくるべきでしょ！……怒)じゃあ、自分なりの毎日の振り返りは？　日記とか振り返りノートとか、書いてないの？
新人B：とくに……（汗）。
A師長：(信じられない！　そもそもできていないんだし、毎日振り返るべきでしょ！　これは徹底的に指導しないと！)お給料もらっているのよ？　もうプロなんだよ？　もっとちゃんとしてくれる!?
新人B：すっ、すみません……（泣）。

　「ミスを繰り返すスタッフ①」で、指導の最大の敵は「怒り」であること、振り返りの環境調整においては2つの環境への調整（**物理的な環境**と**精神的な環境**）が必要であることをお伝えしました。
　ここでは、精神的な環境調整に含まれる**指導者自身の精神面の調整**について、

学習者の現代における特徴もまじえながら解説していきます。

怒りや悲しみは自身の信念から生じる

さて、みなさんは指導をしている最中に、イライラしてしまった経験はありませんか？ そのときの場面を、とくに自身のなかに芽生えた感情に焦点を当てながら思い出してみましょう。この師長と新人のやりとりのように、師長自身の心のなかの部分（下線を引いた文字）のように、「こうあるべき」「こうあらねば」という思いが含まれてはいませんでしたか？

「べき」論や「ねば」論は、自身の過去の経験から生じる「あなた自身のルール」です。同じ現象に遭遇しても（たとえば行列への割り込みなど）、怒る人もいれば怒らない人もいますよね。その違いは下線を引いた文字の部分、つまりおのおのの マイルール＝「信念」 が違うからなのです。

この信念は、「認知＝受け止め」に大きな影響を与えます。信念を相手に求めるからズレが生じ、怒りや悲しみにつながるのです。しかも、長年培ってきたものですから、簡単には変えることが難しい部分です。そこで、まずは自身のなかにある信念の存在を点検し、「認知＝受け止め」を少しだけ転換する練習をしてみましょう。

"受け止め"を転換する練習

先ほどの師長の信念を例に、学習者の視点もまじえながら解説します。

師長の信念 新人はノートをつくるべき！

師長は「新人は勉強をするときに自分なりに学んだことをまとめるためのノートをつくるべきだ」という信念をもっています。

はたして、新人は必ず紙のノートをつくらなければいけないのでしょうか。IT化が進み、一部の学校ではタブレット端末も導入されています。電子機器が普及

し、板書も写メで済ませる時代になってきた現在、ノートのとり方にも多様性が
みられています。

たしかに、自分だけのノートを作成したほうが、一見勉強しているようには見
えます。しかし、先ほどの指導例のケースでいえば、病態の理解がゴールであり、
手段や方法は問われていないはずです。人それぞれの学習スタイルがあっていい
のです。従来のように、紙のノートにまとめながら知識を整理するタイプ、教科
書に直接書き込みながら覚えていくタイプ、タブレット端末などの電子機器を活
用しながら覚えていくタイプなどさまざまです。

とある研究によると、パソコンでノートをとる学生よりも、手書きでノートを
とる学生のほうが飲み込みがよく、情報を長く記憶し、総じて成績がよかったと
いうデータがあります。いろいろな価値観はありますが、この研究を参考にする
ならば、「書き込む」という作業は、学習の大きな力となるようです。

もしも、紙のノートにまとめたほうがよいと考える場合には、上記のような理
由を具体的に伝えることがコツです。学習者自身にとってメリットがあると感じ
られれば、学習方法の変更も期待できるでしょう。

というわけで、今回のケースでは、下記のような受け止めに転換できると効果
的です。

受け止めの転換例 **ノートをとるという方法もあるけれど、他にも方法があ
るよね。最終的にゴールに到達できればよしとしよう!**

「○○するべき」という考え方をもっていると、そうならなかったときに強いス
トレスを感じます。「○○するべき」は、あくまでもあなた自身の信念、マイルー
ルにすぎません。あなたのなかでは当たり前でも、他人にとっては当たり前では
ないということを認識しましょう。そして、自身の信念と違うことを感じたら、
「あっ、私の信念と違うのだな」と俯瞰的にとらえ、相手に興味と関心を示し、ま
ずは聴いてみることからスタートしましょう。

寄り添う指導例　自身の受け止めを意識した指導

A師長　新人B

病態の学習は進んでいる？　自分でつくっているノートがあったら見せてくれる？

ノートは、とくに……。

（あれ？　直接、教科書に書き込むタイプかな？）なるほど。ノートではなく、何か別な方法で勉強をしているの？　たとえば直接教科書に書き込むとか？　①

そういうときもあります。あとはスマートフォンとかタブレット端末のノート機能を活用したりしています（と、実際に見せてくれる）。

（そうきたか、斬新☆）②
なるほど、ITを使いこなしていますね。資料も取り込めるし、書き込みもできるから効率もよさそうね。

はい（照）。

（でも、病院環境ではIT機器は向かないかな。まずは承認し、学習者にとってのメリットを伝えてから、行動変容を促してみよう）
私も活用してみようかな。ただ、ぱっとノートを見たいときに、病院の中ではスマートフォンやタブレット端末を開けないときがあるでしょう？　そこが心配だな……。③

ここがポイント！

① さまざまな学習スタイルがあることを考慮し、受け止めを変化させています。否定はせず、「なるほど」という言葉で受け止め、安心・安全な場を提供しています。また、具体的に他の勉強方法を提示することで、問いの内容がわかりやすくなっています。ノートをとらないことに対して悪気がない場合は、このように具体的な例を添えて発問することがコツです。

② 「そうきたか、斬新☆」で、怒りをコントロールしています。学習者が取り入れている方法をまずは承認し、このあと行う師長からのリクエストが入るスペースを確保します。

③ 自分も興味があることを伝え、承認したあとで懸念事項を伝えます。ここでのポイントは、活用してみたいという前向きな姿勢を示したうえで、「心配」という言葉を使うことです。「それだと〇〇できない」という否定的な言葉ではなく、「使ってみたいけれども（私は）心配だな…」というIメッセージがポイントです。

第②章 ①新人育成術　ミスを繰り返すスタッフ③

たしかに、患者さんの前で開けなくて、困るときがあります。

そう。そんなときはどうするの？ ④

④ さり気なく質問して、普段の行動を確認します。日ごろは目に見えていない部分も多いですから、こういう機会に一緒に確認できるとベストです。

「ちょっとすみません」って患者さんに断って、いったん退室します。

なるほど、患者さんにひとこと断ってから退室するのはいいことですね。⑤

⑤ よい点は認め、承認します。何がよい行動なのかを具体的に伝えることで、学習者のなかで理想的な看護師像が描かれていきます。また、即時フィードバックを行い、よい行動を強く記憶に残します。

はい（照）。

ちなみに、どのくらいの時間離れるの？ ⑥

⑥ 新人は目の前のことに必死になっているため、どの作業にどのくらいの時間を要しているのかあまり意識していません。そのため、振り返りの場では時間軸を意識させるよう、具体的に聴くことがコツです。もし時間把握ができていないなら、次からは意識するように伝えます。

ロッカーに入れてあるときもあるので、5分、いや10分くらいは……。

なるほど。その時間を短くできると、患者さんにとっても、自分にとってもメリットがありそうかな？ ⑦

⑦ 「患者さんにとっても」という言葉で、患者中心の医療であることを伝えます。また、行動変容を促すために、自身にとってもメリットがあるか否かをあえて問います。

はい、あると思います。

何かいい方法はないかな……。⑧

⑧ 改善案を提示するのではなく、一緒に悩むところがポイントです。あくまでも、課題に取り組むのは本人です。本人と一緒に考え、取り組めそうな改善策を本人から言わせることがコツです。

あっ、よく見る内容とか必要なことだけは、メモ帳に書いてポケットに入れておけば、すぐに見られます！

⑨ 最後は、新たな取り組みによる効果を伝え、未来肯定型で終わりにします。もしも、本人からよい方法が提案されない場合には、質問の仕方を変えて再度アプローチします。そのときのコツは、実際の動きをイメージするような声かけです。例「ロッカーに戻らないで、すぐに見られるようにするには……？」

よいアイデアですね！ 繰り返し何度も見ることで、記憶力もアップしそうですね。⑨

はい！

＼ 解説！／

あの手この手を繰り広げても、うまくいかないときは必ずあります。そんなときは、自身の受け止めを転換させ、負の感情をおさえましょう。ただ、それでもついイラっとしてしまったときには、いら立ちを軽減させる魔法の呪文を唱えましょう。

「そうきたか、斬新☆」

怒りのピークは6秒と言われています。受け止めを転換させることが難しい場合には、この魔法の呪文で6秒をやりすごすことから始めてみましょう。p.85で紹介している「アンガーマネジメント」も参考にしてみてください。

☑ 新人育成ポイント❸

自分自身の感情コントロールも必要。
「そうきたか、斬新☆」で怒りをおさえよう！

第 2 章

1 新人育成術

今どきの若者の言葉遣い
〜感情論ではない客観的な指導

師長のお悩み

　先月、病棟へ異動になりました。病棟スタッフの大半は 20〜30 代です。チームの仲もよく、覇気もあり、とても活発に働いてくれています。その点はとてもよい病棟だなと感じているのですが、新人や若いスタッフが多いためか、言葉遣いが気になります。先日もナースステーション内にいると、「パな〜い！」「それ、ディスり過ぎ〜」「テンアゲ〜☆」などの言葉が飛び交っていました。いったい何語なのでしょうか……。

　患者さんとのコミュニケーションが気になり、病室をのぞくと、やはり宇宙語が……。幸い、患者さんからの苦情は寄せられていませんが、注意しなければと考えています。せっかくのモチベーションを下げてしまわないような、上手な伝え方があれば教えてください。

　若者が使用する言葉は、時代とともに進化していきますね。ちなみに、上記の「パな〜い！」は「半端じゃない」の略語で、すごいと感じたときに使用します。「ディスる」は英語の"respect（尊敬する）"の対義語である"disrespect"に由来しており、「不」の意味を示す接頭辞のディスだけを取り出し、相手を否定したり、ばかにしたりするときに使用します。「テンアゲ」は"テンションアゲアゲ"の略だそうです。

　けわしい顔をして働くよりはテンアゲのほうがよいかもしれませんが、品格という観点からは考えてしまいますね。ここでは、言葉遣いを直してほしいときの上手な伝え方について解説します。

悪い例

言葉遣いに関する感情的な指導場面

ナースステーション内の新人看護師B・Cが、夏休みの旅行の予定について若者言葉で話している。廊下にまで聞こえるほど大きな声のため、看護師長Aが指導している。

新人B：このプラン、パね～！ 安っ！ パリなのに、やばくね～？
新人C：やばい、マジやば～い（笑）。
A師長：あなたたち、今は業務中でしょ（怒）！ それは、仕事の話？ 廊下にまで声が響いているわよ。仕事の話じゃないなら、あとで休憩室で話しなさい。
新人B・C：……。

実は多い、言葉遣いへのお悩み

　若者の言葉遣いに関するお悩みは、実はたびたび寄せられます。若者言葉には、ごち（ごちそう）など言葉を短縮したもの、KY（空気が読めない）のように頭文字をアルファベットで表現したもの、ペライド（薄っぺらいプライド）などの状態をもじった言葉などがあります。恐るべきは、広辞苑にもこうした若者言葉が追加されていることです。ある意味、若者らも文化を築いているのですね。

　とはいえ、やはり業務中の言葉遣いは気になるものです。患者さんから苦情が出るのも時間の問題かもしれません。何より、看護師としての品格を大切にしてほしい。そんな思いが、私のなかにはあります（古い考え方でしょうか……）。

　言葉遣いが悪いことを直接的に伝える方法もありますが、伝え方によっては関係性を悪化させます。お悩みの師長さんは先月異動したばかり。スタッフはまだ師長さんのことを探っている時期でもあり、ここは慎重に関わるのが得策です。

　自分の話を聞いてほしいならば、まずは相手の話を「きく」こと。そのうえで、どう伝えると効果的なのか、そのコツを解説していきます。

第②章　① 新人育成術　今どきの若者の言葉遣い

寄り添う指導例　言葉遣いを注意する場面

A師長　新人B　新人C

> このプラン、パね～！ 安っ！
> パリなのに、やばくね～？ ①

> やばい、まじやばい～（笑）。

> Bさん、Cさん、今日も1日お疲れさまでした（二人のそばへ近づき、さり気なく旅行パンフレットに目をやる）。あらっ、いいですね。旅行の話（笑顔）？ ②

> はい。

> どこに行くの？ ③

> 二人でパリに行こうかな……って。

> 二人が同じ期間に夏休みを取れるように、調整しますね。パリで十分にリフレッシュしてきてください。④

> あざーす（ありがとうございます）！

ここがポイント！

① まず事実を押さえます。周囲に対し、どのような影響を及ぼしていたのか、客観的データを集めます。廊下にまで聞こえるような声で話していたのであれば、廊下の端まで自ら歩き、実際に何号室まで聞こえていたのかを確認します。とくに、ナースステーション前の病室についてはさり気なく部屋に入り、どの程度会話の内容が聞こえてくるのかを確認します。退室時には、これから指導場面になりますので、入口のドアを閉めておきます。

② 名前で呼びかけ、労いの言葉をかけます。名前を呼んで話しかけることは、承認メッセージになると同時に二人に話しかけていることの裏メッセージにもなります。また、旅行パンフレットに目をやることで、事実を確認します。勘のいいスタッフであれば、ここで謝罪がみられます。この時点では、まだ指摘をしないことがポイントです。ここで指摘をすると、必要な情報を集めることができなくなります。笑顔で話しかけ、不要に心を閉じさせないことがコツです。

③ 指導場面も含め、スタッフとのコミュニケーションの機会はすべて大事な情報収集の場です。二人の関係性を知るために、さり気なく話題を確認します。

109

そんな二人に私からお願いが2つあるのだけど、聞いてもらえますか？⑤

えっ、何ですか？

言いにくいことなのですが、BさんとCさんには来年以降、後輩のよきロールモデルになってほしいという私の期待も込めて、伝えさせてください。⑥

はい（少しかしこまる）。

1つ目は、声の大きさ。覇気があるし、声も通るし、私は二人のその声が好きです。だけど、旅行の話は515号室まで聞こえていたの。ナースステーション前の病室だと、具体的な内容まで。外出すらできない患者さんを前に、二人の楽しそうな旅行の話が聞こえてきたとき、正直、患者さんのことを思って私はつらかった。⑦

すみません……。

2つ目は、言葉遣い。二人は、とてもよく頑張ってくれていると感じています。いつも本当にありがとう。頑張ってくれているからこそ、言葉遣いが原因で患者さんからの評価が下がってしまうとしたら、私としては非常に残念です。⑧

④ 会話のなかから二人のニーズを探り、それを叶えるメッセージを提供します。Give & TakeのGive（与える）を先に行います。

⑤ 少し表情をシリアスにし、ここからは真面目な話なのだという雰囲気をつくります。そして、ここまでの過程のなかで、何を二人に伝えたらよいのか、伝える内容と優先順位を検討しておきます。伝える内容は、できれば1つ。多くても3つまでに絞りましょう。また、「聞いてもらえますか？」という依頼文でお願いするのも、威圧的になるのを予防するコツです。

⑥「言いにくいことなのですが」という枕言葉を使い、厳しい内容が伝えられることを予測させ、心の準備をしてもらいます。また、なぜ今からその内容を二人に伝える必要があるのか、理由を伝えます。

⑦ シンプルに、結論から気になっていることを伝えるのがコツです。そのあとで、理由を伝えます。この理由部分は、師長自身がどう感じたのかという主観的な情報だけでなく、実際にどこまで聞こえていたのかという客観的な情報も伝えます。感情論だけで終わりにしないことがポイントです。

⑧ 厳しいことを伝えなければならない指導場面でも、ダメ出し一方にならないようにするのがコツです。よい点やできている点は認め、積

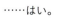
……はい。

理解してくれて、ありがとう。具体的に、どんな話し方が適切か、イメージできますか？ スタッフのなかで、模範になる人はいますか？ ⑨

主任さんとかDさんとか……？ ⑩

そう、よく見てくれていますね。ありがとう。主任やDさんの共通点は、先輩や後輩、職種なども関係なく、常に相手への敬意を払い、距離感を意識しながら話していることですね。そして、オンとオフで、話し方を切り替えている。メリハリがついてカッコイイですね。できそうですか？ ⑪

はい！

（私は）二人に期待していますよ（笑顔）☆ ⑫

極的に承認しましょう。そのうえで自分の思いを伝えますが、感情的にはならず、どうしてほしいのかを伝えます。ただし、この時点では、どのような言葉遣いが適切なのかがイメージできていない可能性もあるため、このあとの会話で確認をしていきます。こちらから一方的に指摘をするのではなく、本人の口から言わせたほうが効果的です。

⑨ 病棟内にいる適切な言葉遣いができるスタッフをイメージさせて共有します。

⑩ もし、不適切な人があがってきたとしても、まずは受け止めます。ここでのNG対応は、「あの人はダメ」と即座に否定をすることです。師長の評価は、そのままスタッフの評価へと置き換わったり、師長とスタッフの関係性を崩したりする場合があるので気をつけましょう。

⑪ 社会人としての適切な言葉遣いのコツは、相手への敬意と距離感です。この点を言語化して伝え、よきロールモデルをとらえる際の視点を意識づけさせます。また、「○○するとカッコイイ」という言葉を使い、理想像を肯定化して伝えます。

⑫ 最後はニッコリ笑い、二人の目を見ながらIメッセージ（I=私は）でエールを送ります。

＼ 解説！／

　効果的な指導のコツは、ゴールの共有です。どうなってほしいと考えているのか、そのゴールを具体的に共有することを意識しましょう。また、感情論だけに終わらないよう、客観的な情報も織りまぜながら伝えましょう。そして、伝えたいときこそ、まずは相手の話を「きく」ことがコツです。何気ない話で心の扉を開放させたあと、枕詞と「聞いてもらえますか」という依頼文を活用し、本題に入っていきましょう。

☑ 新人育成ポイント❹

伝えたいときこそ、まずは「きく」。
ゴールを共有しながら指導をしよう！

COLUMN

指導に対する応答も大切に

　言葉遣いについては、指導時の応答に関する相談も多いです。「うんうん、わかる〜」とまるで友達のような応答や、「そうなんですか」とまるで他人事のような応答が聞かれると、指導者はガッカリし、怒りも増す一方です。

　指導者に心構えがあるように、学習者にも兼ね備えてほしい心構えがあると私は考えます。その１つが「礼節をわきまえる」ということ。ある意味、世渡り術とも言えますが、指導者に愛されるような立ち回りも学習者にとっては必要な能力の１つだと考えています。指導者の多くは、最初からできる人は求めておらず、前向きに取り組もうというひた向きさや謙虚さを求めています。そして、礼儀作法を心得た新人を好む傾向があります。

　指導者に対する敬意が感じられると、こちらも相手に対して真摯に向き合いたい気持ちがわいてきますね。人間、相互作用です。指導時の適切な応答の仕方についても、しっかり伝えられるようにしましょう。

第2章

1 新人育成術

看護記録が書けない
〜タイプ別にスモールステップで指導を

師長のお悩み

　ほかの病院から再就職してきた新人看護師について相談です。看護学校を卒業後に就職した病院は急性期病院で、クリニカルパスが多く使用されていたようです。ただ、あまりの忙しさについていけず半年ほどで退職し、当院へ再就職となりました。当院に来てから半年が経ちますがSOAPによる記録が書けず、毎日遅くまで残っています。そもそも仕事も遅いので、記録を書き始める時間が遅くなり、必然的に帰宅も遅く、翌日は疲れが抜け切らないまま出勤してくるという悪循環が生じているようです。

　ただ、仕事のペースはゆっくりですが、患者さんに対しては丁寧な対応ができており、感謝の声も寄せられています。できないこともまだ多くある一方で、患者さんと真摯に向き合う姿勢もあります。何とか伸ばしてあげたいのですが、どのように指導をすればよいでしょうか？

　「記録が書けない」というのは、いろいろな施設から聞かれる悩みです。電子カルテの時代となり、情報だけ入れれば自動的に看護問題が抽出されたり、クリニカルパスの普及によってチェックだけで記録が終わってしまったりする風潮から、アセスメント力が低下しているという声も聞かれます。その原因は一体どこにあるのでしょうか？　ここでは、看護記録の書き方に焦点を当てた指導方法を一緒に学んでいきましょう。

記録が書けない理由を無視した対応

A師長が新人Bに看護記録について尋ねています。

A師長：Bさん、お疲れさまです。看護記録は進んでいますか？
新人B：は、はい……。
A師長：先輩たちの記録をまねして書けばいいだけよ。できるでしょ。
新人B：イメージはできたのですが、いざ書くとなると……。
A師長：この前は書けそうだって言っていたじゃない？　大丈夫？

　みなさんには看護記録に関する思い出がありますか？　筆者はなかなか看護記録が書けず、日勤にもかかわらず消灯時間が過ぎても残っていたことがあります。そんな筆者を見かねた準夜勤の先輩看護師が、書き方のコツを教えてくれました。その先輩は患者さんやスタッフからの信頼も厚い、いわゆる"できる看護師"でした。看護ができる人は看護記録もスマートだと感じていた筆者は、常にその先輩の看護記録を書き方の見本にしていました。先輩の看護記録は一言でいうと"看護師の思考が見える記録"でした。では、どのようにしたら、看護師の思考が見える記録になるのでしょうか？　書き方のコツを共有していきましょう。

高まる看護記録の重要性

　近年、情報開示や医療訴訟などの場面で、看護記録の重要性が注目されるようになりました。医師や助産師には法律で記録を残すことが義務づけられていますが、実は看護師には該当する法律がありません。ならば「看護記録は記載しなくてもOK？」「もっとシンプルにしてもOK？」と考えたくなりますが、答えはNOです。『診療情報の提供等に関する指針』（厚生労働省）に「看護記録は診療記録の一部である」という定めがあり、情報開示を求められた場合には提示しなければならない重要な記録なのです。

　すなわち看護記録は、適切な看護が行われていたことを証明する記録とも言い

換えることができます。そのためには、①どのような看護実践（観察・処置・ケア）をしたのか、②それはどのような看護の裏づけ（ケアの根拠・正確なアセスメント）のもとに実施したのかを、時系列で記載する必要があります。

看護記録が書けない3つのタイプ

さて、「看護記録が書けない新人」といっても、その背景はさまざまです。筆者の経験上での私見ですが、日々の経過記録が書けないスタッフは、主に3タイプに分かれます（表-08）。

タイプ別の特徴と対応方法

Aタイプは、すべてがゆっくりであることが特徴です。ゆっくりではありますが、時間をかければ確実にこなしていきます。このAタイプに対しては、①逆算で時間設定をすること、②視覚的にとらえられる教材を提示すること（看護記録の見本など）、③じっと待つこと、この3点を心がけて対応をしてください。焦ら

表-08　看護記録が書けない人の特徴

タイプ	特徴	関わり方のコツ
Aタイプ	動作や思考すべてがゆっくり	①逆算で時間設定をする ②視覚的にとらえられる教材を提示する（看護記録の見本など） ③じっと待つ
Bタイプ	動きはよいが、文章化は苦手	①書き方のコツを構造化して伝える ②場面を想起させながら指導する
Cタイプ	点と点がつながらない	①情報がどの程度とらえられているかを確認する ②可視化しながら話を進める ＊情報の不足があれば適宜補う ＊情報（点）と情報（点）をつなぐところを意識して関わる

115

せると、かえってパニックになりパフォーマンスが落ちるので要注意です。

　Bタイプは、頭で考えるよりも動くことを得意とするタイプです。感覚や勘が優れており、看護のセンスがよいと感じるタイプに意外に多いのが特徴です。このBタイプに対しては、①書き方のコツを構造化して伝えること、②場面を想起させながら指導すること、この2点を意識して関わります。「動けているが文章化ができない」Bタイプは、自身に潜在している思考に気づいていないことが多いです。場面を想起させながら、学習者のなかに眠っている思考を掘り起こすような発問を行い、思考と行動をつないでいきましょう。

　Cタイプは、一つひとつはとらえられていても、点と点がつながらないタイプです。Cタイプに対しては、まず①情報がどの程度とらえられているかを確認すること、②可視化しながら話を進めることがコツです。情報の不足があれば、その点を補いましょう。また情報が得られているのであれば、情報（点）と情報（点）をつなぐところを意識して関わります。ポイントは可視化することです。言葉だけのやり取りでは、話の内容についてこられない学習者もいますので、指導者が話の内容をノートやホワイトボードに書き、可視化しながら展開していきます。可視化することで思考が整理しやすくなるだけでなく、学習者が自身の課題に気づく機会につながることも期待できます。

　すべてのケースがはっきりとタイプ分けできるわけではなく、ここで述べたA〜Cタイプの要素が複合的に絡んでいる場合がほとんどです。そのなかでどのタイプの特徴が大きいのかを見極めて関わっていきましょう。

　お悩みの事例の新人看護師は、仕事がゆっくりペースという点からAタイプであること、患者さんから感謝の言葉が寄せられている点からセンスのよさも感じられ、Bタイプの要素も見受けられます。情報量は少ないですが、Aの要素が強いABの複合型タイプということが推察できます。Cタイプの要素については、指導場面で思考を確認しながら判断していきます。

指導は3段階でアプローチを

もう1つのポイントは、一度に指導をしようとせず、3段階でアプローチすることです（表-09）。

第1段階では「**視覚的にとらえられる教材を提示すること**」を意識し、看護記録が上手な先輩の記録を共有します。読み込みには時間を要しますので、数日待ちます。この視覚的にとらえられる教材というのは、いわゆる"お手本教材"です。マニュアル世代ともいわれる現代の若者は、マニュアルやお手本があるとそれに習い、書くことが容易になります。たとえば、実習や研修のレポートなども、もしも書けないスタッフがいるならば、サンプルを提供することがコツです。

第2段階では「**場面を想起させ、書き方のコツを構造化すること**」を伝えていきます。新人が看護記録に戸惑うのは、どこに何を書けばよいのか、そしてどこまで情報を記載すればよいのか、その判断ができずに困っているからです。たとえば、患者さんからの訴えをどこまで書けばよいのか、その判断ができないのです。そんなときには、今、この患者において重要な症状に関する発言は何か、あるいはどの発言がきっかけとなって、そのあとに続く観察を行ったのか、そこに関する情報（行った看護実践とその裏づけ）を記載するように伝えると書きやすくなります。

そして第3段階目で「**時間内に看護記録を書くこと**」を目標に関わっていきます。ゆっくりでも、ひと通りの思考で書けるようになるまでは、温かく見守ることがコツです。まずは、第1段階の指導場面からみていきましょう。

表-09	看護記録の書き方：3段階アプローチ
第1段階	視覚的にとらえられる教材を提示することを意識し、看護記録が上手な先輩の記録を共有する。読み込む時間を設ける。
第2段階	場面を想起してもらいながら、書き方のコツを構造化し伝える。書けるようになるには時間を要するので、しばらくは様子を見守る。
第3段階	勤務時間内に看護記録を書き終えることを目標に関わっていく。

寄り添う指導例　看護記録①教材を提示する

 A師長　新人B

　Bさん、今日も1日お疲れさまでした。

　お疲れさまです。

　あら、もしかして看護記録の書き方で悩んでいますか？①

　あっ、はい……。

　その気持ち、よくわかります。私も新人のときには苦労しました。こういうときは看護記録が上手な先輩の記録を読むと参考になるわよ。そうそう、CさんやDさんの記録がわかりやすいかもしれないですね。たとえば、Bさんと一緒に受け持ちをしてもらったこの日の記録はどうですか？　一緒に看護をしたときの記録が書かれているから、時間があるときに目を通してみて、もし余力があれば、一緒に看護をした日以外の記録にも目を通してみてください。②

　ありがとうございます。さっそく読んでみます。

（数日後）

　Bさん、お疲れさまです。先輩たちの看護記録は読めましたか？③

ここがポイント！

① 声をかけ、困っていることを共有してもらいます。疲労困ぱいで記録が進まないようなときには、10分でも休憩を取るよう伝えましょう。

② 参考になる先輩の名前は、数名提示しましょう。とくにBさんが一目置いている先輩の記録だと興味を持って読むことができます。また、イメージしながら読むことができるように、Bさんと先輩が同じ日に看護をしたときの看護記録や、Bさんが最近受け持ったことのある患者の看護記録を選ぶようにします。
さらに、「もし余力があれば」と一言添えて、もう1つのミッションを提示しておきます。こうすることの効果については後述します。

③ 「数日経っているし、読んでいるよね」という前提ではなく、あくまでも「読めたかな？」というスタンスで声をかけましょう。

118

第❷章　1 新人育成術　看護記録が書けない

あっ、はい。

読みながら、何か感じたことや気づいたことはありますか？ ④

④ どのようなことに気づいたのか、本人の言葉で伝えてもらいます。理解度を確認することで、このあとのアプローチの示唆が得られます。

えっと……、そのときの情景が浮かぶというか、先輩の考え方が見えるような看護記録でした。とくに自分がいない日の記録を読んだときに、それを感じました。⑤

⑤ 一緒に看護をした日とそうでない日の記録を読むことで、どのような看護記録がよい記録なのかをイメージできているのがわかります。これが、先述のもう1つのミッションの効果です。

よい点に気づきましたね。看護記録は適切な看護を行ったという証にもなります。ですから看護記録には、「①どのような看護実践（観察・処置・ケア）をしたのか」「②それはどのような看護の裏づけ（ケアの根拠・正確なアセスメント）のもとに実施したのか」、大きくこの2つを意識しながら時系列で書く必要があるのです。先輩たちの記録は、そんなふうになっていたでしょう？ ⑥

⑥ 何を看護記録に記載する必要があるのかを簡単に解説しています。ここではイメージだけを共有できればOKです。

はい。

では、今度はさらに具体的に考えていきましょう。今伝えた2つのポイントを、どんなふうに記載すると適切な看護記録になるのかを、一緒に学んでいきましょう。⑦

⑦ その日のうちに、どこまで指導をするのかについては、新人の様子を確認しながら進めていきましょう。腹八分目、もっと知りたい気持ちを少し残した状態にし、スモールステップで積み上げていったほうが効果的です。

はい、よろしくお願いします！

119

＼ 解説！／

　どのような指導も、スモールステップを意識して段階的に関わることがコツです。表-09 の３段階のアプローチのうち、第１段階のアプローチは、視覚的にとらえられる教材を提示することを意識し、看護記録が上手な先輩の記録を共有することです。そして看護記録には、①どのような看護実践（観察・処置・ケア）をしたのか、②それはどのような看護の裏づけ（ケアの根拠・正確なアセスメント）のもとに実施したのか、この大きな２つを意識しながら時系列で書くことがポイントです。

　新人のＢ看護師は、先輩看護師の看護記録を参照することで、SOAP の項目に記載すべき内容をイメージすることができました。しかし、いざ書くとなるといまだに自信が持てないようです。では、続きをお話ししていきましょう。

第２段階は、看護の視点を共有しながら関わる

　看護記録を書き始めるのに時間を要し、なかなか記録が進まない人の多くに共通して見られるのは、患者の全体像がつかめていないことです。つまりは準備不足の状態にあります。患者の情報収集をしながら、患者の看護問題は何か、その看護問題を解決するために、自分は今日何を観察し、その観察結果に基づいてどのような判断を行い、どのような根拠のもとで看護ケアを実施したのか、そしてその結果はどうだったのか。それらをイメージしながら看護実践ができれば、看護記録はその思考を文章化するだけなので、スラスラと書けてしまうのです。

　朝、新人看護師と打ち合わせをする際には、タイムスケジュールを打ち合わせるだけでなく、患者の全体像や看護問題を共有し、今日はとくに何に着目して看護を実践するのか、その看護の視点を共有することを意識して関わりましょう。そして看護記録を書く際には、その看護実践の場面を想起してもらいながら記載できるようアプローチしていきます。

寄り添う指導例 | 看護記録②場面を想起させる

A師長　新人B

朝の情報収集の場面で、A師長が新人Bと話しています。

> Bさん、今日は2型糖尿病のTさん（58歳）の受け持ちでしたね。①
> Tさんの入院目的はわかりますか？②

> えっと、教育目的の入院です。今までにも何度か入退院を繰り返しているようです。③

> よく把握できていますね。すばらしい！ 今回の入院が最後になるようにアプローチを改善したいわね。Tさんの社会的背景は把握できていますか？ ④

> はい。会社役員で、今は単身赴任中です。

> ということは、どんな状況が想像できる？⑤

> 付き合いや出張が多くて、食事も不規則になりがちかもしれません。お薬を飲み忘れることも考えられます。

> いい視点ね。今日は栄養指導も予定されているから、日常生活の様子とあわせて指導内容の受け止めを確認するようにしましょう。Tさんの発言内容や表情に着目しながら聴くことがコツよ。⑥

ここがポイント！

① 師長（管理者）のほうから名前を呼んで声をかけます。声をかけるタイミングを適宜見計らい、本人を慌てさせることのないよう配慮しましょう。

② 当たり前のこと、わかっているものとせず、確認することがコツです。

③ Bさんは、患者が何度か入退院を繰り返しているという情報を入手できています。これまでの経緯をとらえられている点は承認ポイントです。

④ 従来の退院指導ではなく、アプローチの方法を変えることを共有します。そして全人的にとらえられているか、社会的背景の把握ができているかを確認します。

⑤ 得られた情報から、どのようなことが再入院のリスク因子として想定できるか、この看護の視点を共有することが、的確な観察項目の抽出にもつながっていきます。

はい！

（夕方、B看護師が記録を書いています）

 Bさんお疲れさまです。今日も1日ありがとう。記録はどんな感じですか？ ⑦

はい。朝、A師長と観察のポイントを共有できたので、書きやすくなりました。こんな感じで大丈夫でしょうか？ ⑧

 ありがとう。看護問題や観察ポイントを事前に押さえられると、記録も書きやすくなるわね。今日は栄養指導の受け止めと生活環境を再確認することがポイントでしたね。まずはSOAPのSのところは……。なるほど、「これを最後の入院にしたい」という声が聞かれたのですね。何か心配ごとや、気がかりにされている発言はありませんでしたか？ ⑨

はい、「これからの季節は飲み会の誘いも多いからどうしよう」とおっしゃっていました。

大事な情報が取れていますね。そこを一緒に解決していくことが看護ですね。S情報に発言内容を追記して、O情報には"○○についての質問あり"と記載しましょう。A情報には、どのようなことに関する不安を抱いていて、どのような調整が求められているのかを記載して、P情報へとつないでいきましょう。⑩

⑥ <u>ファシリテーションとティーチングを使い分けながらサポート</u>します。すべてを学習者に言わせようとすると時間を要しますし、互いに疲労してしまいます。朝の短い時間で確認をする際には、このように不足しているポイントは端的に伝えることも効果的です。

⑦ 朝に声をかけた内容がどのように反映されているのか、確認するようにしましょう。

⑧ 朝のうちに看護の視点を共有できると、グンと看護記録は書きやすくなります。ただし、内容の確認は必要です。書きやすさと内容の適切さは比例しないことがあります。

⑨ <u>場面を想起してもらいながら支援すること</u>がコツです。とくに今回は再入院を予防したいと考えているので、患者が気がかりにしていた発言にも注目できるようアプローチします。

⑩ SOAPの書き方のコツを伝えます。ある程度、語尾のレパートリーを持っていると、記録はさらに書きやすくなります。

＼ 解説！／

表-09 の第2段階目のアプローチをみてもらいました。必ず、朝のうちに看護の視点を共有しておくことがポイントです。記録を書く段階になって情報が取れていないということがないようにしましょう。

次の第3段階では、時間内に看護記録を書くことを目標に関わっていきます。このときのコツは2つ。①朝の行動スケジュールを立てるときに関わること、そして②逆算の考え方でアプローチをすることです。まずは、その日の受け持ち人数や患者の重症度などから、記録に要するおおよその時間を算出します。次に、何時までに記録を書き始めれば時間内に終えられるのかを逆算し、1日の行動スケジュールに組み込んでいきます。ちょっと頑張ればできるくらいの目標、はじめはいつもオーバーしている時間から「マイナス30分くらい」をゴールにして取り組むとよいでしょう。

☑ 新人育成ポイント❺

記録を書けない新人にはタイプ別の対応を。
一度に指導せず3段階でアプローチしよう！

●引用参考文献
1）天野幹子監修. ゼロからわかる看護記録の書き方. 東京, 成美堂出版, 2018, 176p.
2）清水佐智子編集. 看護記録 ファーストガイド：事例をとおしてわかる・書ける. 東京, 医学書院, 2018, 160p.

第2章

2 若手育成術

言い訳が多いスタッフ
～「不都合な信念」を転換しよう

師長のお悩み

　私の病棟には、指導をすると必ず言い訳をする若手スタッフがいます。先日は患者さんからクレームがあり、明らかに本人に非があったのですが、決して認めようとはせずに「先輩もやっていました！」などと言い訳をし、謝ろうとしません。4年制大学を卒業し成績は優秀だったようなのですが、物覚えも悪く、同期のスタッフと比べても仕事を任せられずにいます。同期との交流もあまりないようで……。

　もうすぐ、病棟配属となり2年が経ちます。あの手この手で指導はしてきたつもりですが、なかなか改善が見られません。本人にも、この先どうしたいのか聞いてみるのですが「わかりません」との返事ばかり。どう指導をしていけばよいのか悩んでいます。

　何か言うとすぐに「でも」を繰り返す「でもマン」。みなさんの職場にも、このようなスタッフはいませんか？

　実は私たち、「でもマン」を前にすると、つい身構えていることに気づけているでしょうか。"きっと今日も言い返してくるぞ"と思い浮かんだ途端に色眼鏡を装着し、反射的に身構えているのです。それでは、いつまで経っても問題の本質に対処できませんね。

　ここでは、言い訳が多く自分の課題と向き合うことができないスタッフへの対応方法について解説します。

先入観をもった振り返り

A師長：今日は、患者Cさんからクレームがありました。何があったのですか？

若手B：私は、悪くありません。

A師長：私は悪いか悪くないかを聞いているのではありません。何があったのか、私はそのことを聞いているんです（やや怒）。

若手B：患者さんに「ポータブルトイレで排泄をしたから片づけてください」って言われたから、「今は忙しいので、ちょっと待っててください」って伝えたら、患者さんが怒ったんです。

A師長：いつも、そんなふうに対応しているのですか？

若手B：はい。でも、先輩もそうやっています！「忙しいときは、優先順位を考えなさい」って。「ポータブルトイレなんて命に関わらないし、後回しでいい」って。

A師長：……（怒＆困）。

まずはゼロポジションで「きく」に専念

　面談を通して、ほかのスタッフの看護の様子を知る瞬間がありますね。ときに、あまりのひどさに絶句してしまうこともあるのではないでしょうか。

　また、事前に周囲から情報を集めたうえで面談をすると、本人の発言に矛盾を感じたり、嘘を言っていると感じられたりすることも。しかし、面談の冒頭は、あらゆる先入観を排除し、あくまでも**ゼロポジション**で"きく"ことがコツです。

　日々、われわれは患者さんの体験世界をとらえながら看護を提供しています。その対象を、患者さんからスタッフへ変えるだけです。そのスタッフの目となり、耳となり、心できく、一緒に体感しながら"きく"ことに重きを置きましょう。

　もっと具体的にいえば、「言い訳や嘘と思える内容も、すべて受け止めながら"きく"」ということです。そう、勘のいい方は、もうお気づきですね。「言い訳」や「嘘」という表現には、指導側の判断や評価が含まれています。「これは言い訳だ」と感じたら、スタッフを評価している自分がいることを俯瞰しましょう。自

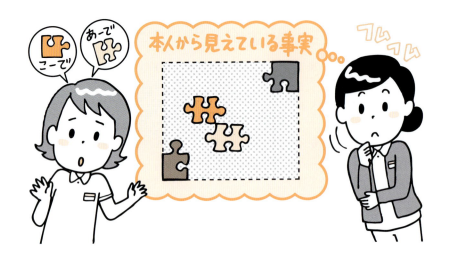

　身のなかにある判断機能は少しの間オフにし、安心・安全な場の提供を意識しながらゼロポジションで耳を傾けます。面談の冒頭では、**本人から見えている事実**を引き出すことだけに専念することがコツです。

　さらに、今回のケースで気になるのは、同期との関係性が今ひとつであるという点です。本来は同期から得られるはずの情報や精神面を含めた支援が得られておらず、そのことが結果的に本人のパフォーマンスに大きく影響を及ぼしている可能性があります。ましてや、学生時代に優秀な成績だったBさんにとって、同期に遅れを取っているという現実は、われわれが想像する以上に屈辱的な状況であり、人生で初めての挫折を経験している（かもしれない）と読み取れます。

　Bさんが自身に対し失望をしている状況にあるととらえると、師長Aがこの先どうしたいのかと尋ねても「わかりません」と答えるのが理解できるのではないでしょうか。

　もう1つ、看護師長とスタッフの間には、常に**職位という勾配**が働いていることも意識しましょう。評価される関係にある人に自分が不利益になる情報を伝えることは、誰もが躊躇するものです。相手を脅かすことなく、むしろ安全基地を提供しながらも、かつ自分自身と対峙できる環境を調整することが、指導的立場にある管理者には求められています。

言い訳の背後にある「不合理な信念」

　Bさんの場合、学生時代から成績優秀だったことをふまえると、周囲から常に大きな期待を受けながら育ってきたことがうかがえます。すると自身のなかに「誰からも愛されなければならない」「常に上位にいなければならない」「失敗は許されない」などの信念が自然と派生してきます。学生時代はその信念を貫くことができたのですが、就職後それらが立ち行かなくなりました。貫くことができない信念は**不合理な信念**となり、マイナス感情を生み出します。すると、自身への失望から自分の心を守ろうと**防衛機制**を働かせ、他者のせいにする、怒鳴る、失敗を認めない、言い訳をするという行為が見られます。

　防衛機制は、自分の心を守るためには大切な機能なのですが、成長にはつながりません。現実の自分を受け入れ、次の手立てをつかんでいくことが、成長へのカギとなります。

　それでは、現実の自分を受け入れるようにするために、どのようなアプローチをすればよいのでしょうか。決して反省文を書かせたり、延々とダメ出しをしたりする面談はしないようにしましょう。真実を受け入れるには、手助けが必要なのです。役割を与え、承認と評価を繰り返し、次の課題を見出しながら、徐々に現実に沿うようにサポートすることがコツです。そうやって、現実の自分のなかには"できる自分"と"できない自分"が混在していることを体感させ、それらすべてを含めて自分であることを受け止めてもらうのです。

　自分自身の存在を肯定できると、ポジティブな感情が引き出され、本来その人が持つパフォーマンスが発揮されていきます。よい意味で、開き直ると一気に成長すると感じるのはこのためです。

　不合理な信念は、マイナス感情を生み出します。面談の際には、新人のなかにある「こうあらねば」という不合理な信念を意識してとらえ、もし不合理な信念があれば、それを**合理的な信念へと転換**させていきましょう。

寄り添う指導例　不合理な信念を意識した指導

A師長　若手B

今日は、患者Cさんと何があったの？①

朝の7時くらいに、患者Cさんに「ポータブルトイレで排泄をしたから片づけてください」って言われたから、「今は忙しいので、ちょっと待っていてください」って伝えたら、患者さんが大きな声で「今すぐ片づけて！」って、怒ったんです。②

そっかぁ。「今は忙しいので、ちょっと待っていてください」って伝えたら、患者さんが大きな声をあげたのですね。びっくりしたでしょう。③

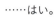……はい。

実は、怒っている人は、困っている人なのです。Cさんは、4床部屋で夜間はポータブルトイレを使っている患者さんでしたね。一人暮らしの独身女性で、今回が初めての入院となるパーキンソン病の30代の方ですよ。朝の7時、Cさんはどんなことに困っていたと思いますか？④

食事前だし、同室の患者さんがいるし、臭いがしたらって、気になっていたと思います。少しでも早く片づけてほしいと……。

ここがポイント！

① まずは、B さんの体験世界をとらえることに意識を集中します。看護師長から呼び出されているというだけで、新人は緊張していることを十分に配慮します。最初から"クレーム"という言葉を使うと攻撃につながりますので、「何があったの？」という聞き方にします。

② 実は、この「怒られた」という表現は、あくまでも B さんの受け止めになります。とくに新人は、大きな声で言われると「怒られた」と受け止めがちです。会話のなかで、この受け止めの転換を図り、患者に寄り添うという思考を伝えていきます。

③ 意図的にオウム返しを行い、患者の気持ちに気づかせます。「怒られた」の部分は、オウム返しをすると肯定してしまう可能性があるため、「大きな声をあげた」という事実に置き換えます。また、「びっくりしたでしょう」という言葉で、B さんの気持ちを代弁します。

④ 怒っている人＝困っている人、というとらえ方の転換を図ります。また、さらに詳しい患者情報や事実を共有し、一緒に患者像を描いていきます。そうすることで、自己中心的な思考から、患者中心への思考となるよう導きます。患者情報を十分に把握

第②章 ②若手育成術　言い訳が多いスタッフ

大事なところに、気づけましたね。⑤

でも、朝の時間帯は、血糖測定とか経管栄養とか、すっごい忙しいんです。⑥

そうですね、たしかに忙しい時間ですよね。in-outの計算や記録もあるし。⑦

はい。それに……先輩もそうやっています。「優先順位を考えなさい」って。「ポータブルトイレなんて命に関わらないし、後回しでいい」って。あれもこれも完璧にはできません。⑧

なるほど、先輩もやっているのですね。Bさんのなかに、「一人で完璧にやって、時間内に業務を終わらせないと」という思いはありますか？⑨

あります。早く夜勤の一人立ちをしなさいって言われているので……。⑩

なるほど。一人立ちの意味は、時間内にすべての業務を一人で終わらせることではなく、適宜、仲間に協力を求めることも含まれています。そうやって、協力しながらできればOKです。何よりも大切なことは、患者中心の看護です。たとえ時間内に終わったとしても、それが自分中心の看護だとしたら？　看護の質は？⑪

していることは、信頼関係の構築にもつながりますので、事前に再度確認をしておきましょう。

⑤ よいところに気づけたときは、即時フィードバックを意識して行います。

⑥ 言い訳ととらえずに、事実として受け止めます。

⑦ 他にも具体的な業務例をあげて、朝の大変さを共感する態度を示します。

⑧ 先輩の看護が垣間見えます。病棟の実態を知るチャンスでもあります。「それは違う」などと評価をすると口を閉ざすので、傾聴に徹し情報を集めます。すると最後に「あれもこれも完璧にはできない」＝「あれもこれも完璧にしなければならない」というBさんの不合理な信念が表出されました。

⑨ 不合理な信念を言語化し、潜在的なニーズを顕在化させていきます。

⑩ 言語化してもらうことで、「一人立ち」という言葉のとらえ方にズレがあることがわかりました。

⑪ ズレを解消するため、「一人立ち」が意味するゴールをもう一度共有します。また、目先のことに追われがちな新人の思考を修正できるよう、「患者中心の看護」についても共有します。

よくありません。

⑫ Bさんの強みを伝え、役割を与えます。とくに看護の方向性を見失っていたり、好ましくないロールモデルを抱いていたりする場合には、どのような看護師になってほしいと考えているのか、師長のなかにある具体像を明確に提示し、ゴールを共有することも効果的です。

 その通り。決して効率性だけを重視しないように。Bさんの強みは、丁寧さです。寄り添う看護を、私は期待していますよ。⑫

はい、患者さん中心で頑張ります。

＼ 解説！／

　人間には、防衛機制が備わっています。受け止めてもらえないことを感じた途端、言い訳などの態度となって表出されます。まずはゼロポジションで「きく」ことで、相手の不合理な信念をとらえ、潜在化している不合理な信念を言語化することで、意図的に合理的な信念へと転換させていきましょう。

　相手の体験世界に寄り添い、丸ごと受け止めることで安心安全基地を示すことがコツです。学習者が秘めるポジティブな力をあふれ出させましょう。

☑ **若手育成ポイント❶**

不合理な信念を合理的な信念に転換し、
学習者が秘めるポジティブな力をあふれ出させよう！

第2章
2 若手育成術

成長しないスタッフ
〜解決に焦点を当てたアプローチ

師長のお悩み

仕事に抜けが多く、なかなか成長しない4年目の看護師Bさんがいます。大卒で学内演習や実習もそれほどやってきていないため、専門学校卒の同期に比べ、できないのも仕方がないととらえていたのですが、もう4年目です。

欠勤もなく、大きなインシデントは起こしていないものの、パフォーマンスは低く、周囲への負担が生じているのは確かです。それでも最近は後輩に声をかけるなど、先輩らしい部分も見られるようになりました。

これまで何度もBさんの分析を重ね、関わり方も変えながら、それなりにやってきたつもりです。一体この先、どうすればよいでしょうか。

　看護技術の習得状況については、"大卒＜専門学校卒"と思われがちですが、最近ではシミュレーション教育に注力している大学も増え、一概にそうとは言えなさそうです。また、この師長さんも気づいているように、4年目となるとバックグラウンドの影響とは別の視点からとらえる必要がありそうです。

　教育に即効性はありませんが、何度も対象分析を行い、その都度関わり方も変えるのは、なかなかできることではありません。4年目看護師を大切に育成しようとする姿勢には頭が下がります。ただ、ここまでしても効果が出ないとなると、つらいですよね。

　ここでは、われわれの業界が陥りやすい教育の盲点と、即効性が期待できる関わり方について解説します。

なかなか効果が出ない面談

看護師長Aが、4年目の若手看護師Bと個室で話をしています。

A師長：もう4年目ですね。今年の目標は、決まったかな？
若手B：は、はい。えっと目標は……、仕事に抜けがないようにします。
A師長：どうして仕事が抜けちゃうか、自分ではわかっている？ 何が原因だと思う？
若手B：えっと、忙しいとメモするのを忘れてしまうのが原因です……。
A師長：ほかには？

分析ではなく解決に焦点を当てたアプローチを

　みなさんの病院でも同じようなことが起きていませんか？ なかなか経験を積み上げられない◯年目看護師。こういう人たちは、いつになったら成長するのでしょうか。その期限がわかれば管理者も気分的に楽になりますが、それがわからないからつらいところです。本章の①新人育成術の冒頭でもお伝えした通り、まずは**①システム、②教育者、③学習者**の3つの視点からの分析がポイントとなります。

　そのうえで十分な改善案を立てて取り組んだにもかかわらず改善しない、今回の事例のような場合への手立ての1つに、**ソリューション・フォーカスト・アプローチ**（SFA：Solution Focused Approach／解決志向アプローチ）があります。

　私たちは、問題解決型思考で日々活動しているため、つい教育の場面においても、まず分析からのアプローチをしがちです。これが看護業界が陥りがちな教育の盲点です。もちろん分析をすること自体は間違ってはいないのですが、分析には時間を要しますし、ときに分析された本人は傷つき、激しく落ち込み、立ち直れない状況に陥ることもあります。それが課題なのです。そこで注目したいのがソリューション・フォーカスト・アプローチです。

未来志向で解決策を構築する面接法

ソリューション・フォーカスト・アプローチは、1980年代にアメリカで開発された心理療法（面接法）の1つです。従来の心理療法（面接法）とは異なり、原因追及はしません。その代わりに、未来の解決像に焦点を当てながら、面接を通して解決策を構築していき、その結果、短期間で望ましい成果が得られるという手法です。アメリカの調査によると、約80％の人が4回以下の面接で終結しているそうです。

ソリューション・フォーカスト・アプローチの視点は、「解決した姿」と「その人が今持っている能力」です。本人の強みを承認しながら、未来志向型でアプローチしていきます。表-10の「3つの原則」も参考にしてみてください。

実は、冒頭の「師長のお悩み」の中にも、Bさんの強みがたくさん隠れています。もう一度読み返してみましょう。1つでも強みが見つけられたら、この先を読み進めてください。

さて、強みはいくつ見つけられましたか？　さっそく、ソリューション・フォーカスト・アプローチを用いた関わり方の実際をみてみましょう。

表-10　ソリューション・フォーカスト・アプローチの3つの原則

①うまくいっているのなら、変えようとするな。
②もし一度やって、うまくいったのなら、またそれをせよ。
③もしうまくいっていないのであれば、違うことをせよ。

寄り添う指導例　ソリューション・フォーカスト・アプローチ

A師長　若手B

 お疲れさまです。4年目ですね、おめでとう。大変なことも多かったと思います。でも辞めずに続けてくれて、ありがとう。私はうれしいです。①

 は、はい……（照）。

 できることも増えましたね。とくに最近は、後輩にも声をかけているBさんの姿が見られて、私は頼もしく感じていますよ。②

 あっ、ありがとうございます（照）。

 課題はまだあるかもしれませんが、一緒に取り組んでいきましょうね。③

 はい、よろしくお願いします。

 さて、今日の本題です。今年の目標を伝えてもらうのが、今日の面談の目的でした。目標は考えられましたか？

 えっと、仕事に抜けがないようにします。

 なるほど「抜けがある」、そこを改善したいと感じているのですね。④

ここがポイント！

① まずは、ねぎらいと感謝を伝えます。ポイントは4年目になったことを当たり前にしないことです。こちらからは見えない、本人なりの努力があるはずです。そこを承認しましょう。そして感謝の気持ちを伝えます。「4年続いていること」や「欠勤がないこと」は、本人の強みになります。何気なくとらえられがちな日常をしっかりと承認し、自信を持たせましょう。ちなみに「ありがとう」の反対語は「当たり前」なのだそうです。一つひとつを大切にし、感謝の気持ちを忘れないことが肝心ですね。

② ざっくりと承認するのではなく、本人も気づいていない成長を伝えます。スタッフに対し、よいラベリングをし、具体的に伝える習慣をつけましょう。すると、「○○すると師長に感謝される」と刷り込まれ、より積極的にその行動をとる可能性が高くなります。

③ 「一緒に」。これは、やる気を引き起こす魔法の言葉だと言われています。とくに師長から投げかけられる「一緒に」には、さらなる効果が期待できます。

④ 話が抽象的であったり、目標が高すぎると感じたりしても、まずは本人なりに考えた目標を受け止め

第②章 ②若手育成術　成長しないスタッフ

はい……（困）。

いいですね。それでは、抜けのない仕事ができるようになるための改善策を、一緒に考えていきましょう。⑤

ることがコツです。なぜなら本人はそこに課題があると感じているからです。ちなみに、最近の若者は幼いころから世界で活躍する日本人や同世代をテレビやインターネットで目にしているため、目標が大きくなる傾向があるようです。
日常業務もままならないのに、たとえば「海外で看護師として働きたい」という高い目標が出てきても、<u>まずは受け止める</u>よう心がけましょう。

はい！（笑）。

ちょっと変わった質問をしますね。このあと面談が終わったら、家に帰って、ご飯を食べて、お風呂に入って、寝ますよね。⑥

⑤　「○○しないために」ではなく、<u>未来肯定型</u>で「○○できるようになるために」と投げかけ、気持ちを上向きにさせていきます。

はい。

今晩、眠っている間に奇跡が起こって、すべての課題が解決されたとします。でも、Bさんは眠っていたから、それには気づきません。次の日に出勤したら、どんなことから奇跡が起きたことに気づくと思う？⑦

⑥　ここでは簡略化した会話になっていますが、相手との信頼関係が構築でき、問題の共有が図られたら、相手がイメージしやすい、「うん」<u>とうなずきやすい質問を続けていきます</u>。そして「ちょっと変わった質問をしますね」と伝え、注意を引きます。

仕事がスムーズにできて、先輩たちも優しい（照）。

いいですね。そのときの気持ちは？

⑦　ミラクルクエスチョンといいます。すべてが解決された場合の姿をイメージさせます。いわゆるプロのスポーツ選手が行う、<u>成功のイメージトレーニング</u>です。そして行動が改善された場合に味わえる感情や、心地よいという気持ちにも目を向けさせ、これから取り組むことの結果がプラスであることを印象づけます。

うれしいです（照）。

素敵（笑）。すべてがうまくいっているその状態を10とすると、今の状態はどのくらい？ ⑧

今は、まだ3くらいでしょうか。

なるほど。10に近づけるために、まずはその3を1つだけ上げて4にしてみましょう。どんなことができるとよさそう？ ⑨

えっと、まずお昼に入る前に午前中のチェックをして、抜けがないかを確認します。⑩

いいですね。明日から実践しましょう。

はい！（笑）

⑧ スケーリングクエスチョンといいます。今の状態を査定します。今後の評価にもつながりますし、より具体化した目標設定に役立ちます。

⑨ ポイントは、スモールステップで進めることです。まずは1つ上げるための策を一緒に考えます。本人の口から言わせることがコツです。

⑩ いつまでに、何を、どのようにするのかなど、改善案が具体的かを確認します。もし抽象的ならば、さらに質問を重ねて具体化していきます。抜けが多い学習者の場合、目の前のことに追われてやるべきことを忘れる傾向があります。つまり、視覚から入る情報に影響を受けやすいのです。よって日々のルーチンを決め、意図的に冷静になる時間を持つことが得策です。たとえば「10時に本日の実施項目のうちの終了分を確認する」というように、時間とタスクを決めて習慣化させます。

\ 解説！/

本来のソリューション・フォーカスト・アプローチとは少し流れが違いますが、現状改善に役立つ指導が可能となります。成功している姿をお互いにイメージしながら、取り組んでみましょう。

☑ 若手育成ポイント❷

原因追求ではなく解決に焦点を当て、
具体的な改善策を構築しよう！

第2章
2 若手育成術

どなる医師への対応方法
～ロジカルコミュニケーションを活用しよう

師長のお悩み

　私の病院は人材があまり定着せず、若手の看護師が多いのが特徴です。業務を覚えたころには辞めてしまうので、連携がうまくいかず、医師に迷惑をかけている部分があることは実感しています。しかし、若手の看護師なりに仕事には熱心に取り組んでくれており、他の職種や患者さんからは感謝の言葉が寄せられています。

　とある医師は、私に対してどなることはないのですが、どうやら私がいないときに若手の看護師をどなっているようです。最近では、みんなその医師のことを怖がってしまい、極力避けるようになってしまいました。どうしたらよいでしょうか……。

　実は私も、とある会議で医師から理不尽にどなられたことがあり、同じような思いを体験しました（苦笑）。この相談にもあるように、どなっても状況はまったく改善しないのに、なぜ医師はどなるのでしょうか。なかにはアンプロフェッショナル（医療職として不適切な行為や言動のこと）な性格の医師もいますが、ここでは「適切に説明をすれば理解が得られる」医師の場合を例に、解説していきます。

困惑するだけで解決に至らない対応

若手B：師長さん、聞いてください。またS先生にどなられました。もう本当にイヤです！

A師長：何があったのですか？

若手B：今日、定期処方の入力日じゃないですか。で、いつもS先生って忘れるじゃないですか。今日も案の定、忘れていたんですよ。だから入力の締め切り時間に間に合うように電話をして、「入力お願いします」って言ったら「わかりました」って。でも、結局その後も全然入力してくれなくて。昼休み明けで出てきても入力していないから、もう一回電話したんです。それでも入力してくれなくて……。もう締め切りの時間も迫っていたので、"間に合わないですよ"ってもう一度電話をしたら、「うるさい！ こっちは忙しいんだ！」っていきなりどなったんです。逆切れですよ、もう。ほんとありえない！
できていないから、こっちが電話してあげてるのに。もうどうにかしてください!!!（怒）

A師長：またですか……。もう何度も伝えているのですが……（困）。

医師とは「ロジカルコミュニケーション」で関わる

　定期処方に関するトラブル、あるあるの事例ですね。そして、怒り心頭のスタッフの勢いに圧倒され、A師長は思わず言葉を失ってしまいました。

　人の価値観は、職種によっても異なるものです。この価値観の違いが、ときにコミュニケーションを困難にしてしまうことがあります。

　また、医師の特徴として、「非常に忙しい」ということがあげられます。「えっ？ 私たち看護師だって十分に忙しいんですけど！」という声が聞こえてきそうですが、勤務交代制の看護職とは違い、夜間にも呼び出しがある医師の勤務は、24時間制といっても過言ではありません。つまり、常に気が抜けない状態なのです。

　他にも、研究や学会発表、医局内の症例検討会などの資料作成、その他院内外から送られてくる調査書への回答書作成など、多くの仕事を抱えています。さら

に上級医になると、対外的な仕事も増えます。それらの業務を、医師は外勤しながらこなしているのです。

そんな医師とコミュニケーションを図る際のポイントは、「結論から端的に伝える」、**ロジカルコミュニケーション**を活用することです。何だか難しいコミュニケーションのように感じてしまうかもしれませんが、簡単にいうと、「言いたいこと」と「伝えること」を意識して、分離して伝えましょうということです。

たとえば、先ほどのスタッフの発言部分を見て、「事実」に下線を引いてみましょう。次に、「感情」に下線を引いてみましょう。最後に、「提案」に下線を引いてみましょう。気づきましたか？　そう、「事実」と「感情」だけで、ほぼ下線が埋めつくされたでしょう？

看護師のコミュニケーションの特徴として、**「見聞きしたことをすべて伝えたい」という傾向**があります。ベッドサイドで24時間、患者と家族を注意深く観察しケアをしている看護師たちは、実に多くの情報をもっています。と同時に、さまざまな感情に揺さぶられながらケアを行っています。だからこそ、その一つひとつを聴いてほしいと思う。そして、患者の代弁者として伝えなければと使命感に燃えるのが、われわれ看護師の特徴なのです。

しかし、それを伝える相手＝医師は**「結論から入り、端的に効率よく伝えてほしい」というニーズ**をもっています。なるほど、それでは両者が噛み合わないのも納得ですね。それでは、効率的かつ効果的に伝えるためのロジカルコミュニケーションを共有しましょう。次の3ステップを意識して関わるのがコツです。

ロジカルコミュニケーションの3ステップ

STEP❶　課題を見つける

今回の事例の課題は、「医師が期限内に定期処方薬を入力してくれない」ところにありましたね。たしかにどなるという行為も課題ではありますが、一度目の看護師のアプローチではどならなかったことを考慮すると、どなる行為はコミュニケーションの過程で生じた感情だととらえることができます。つまり、適切なア

プローチが図れれば、医師はどなることを回避できたかもしれないのです。

STEP❷ 課題に対する答えを明確にする

　課題に対する答えとは、**結論＋理由＋方法**のことです。結論とは、「どうしてほしいのか」という提案や要望です。今回のケースでいうと、「定期処方薬を期限内に入力してほしい」となります。

　理由とは、「なぜその提案や要望をするのか」という根拠の部分になります。つまり、相手を納得させるための材料が必要です。この理由部分では、実際に生じている支障や影響を、数値やデータなどを用いて説明できると説得力が増します。しかし、注意点もあります。医師の場合、こと細かに言われると「責められている」と受け取る傾向があります。よって、ここでは医師にとってのメリットを加味しながら伝えるのがコツです。たとえば、「14時までに入力してもらえたら、薬剤が直接病棟に届きます」というように、自然に促すとよいでしょう。

　方法とは、「その課題をクリアするための策」です。これは、次のSTEP③に影響されます。どのレベルを相手に求めるかで、方法は変わります。方法は複数準備し、相手に選択してもらうことがコツです。

STEP❸ 課題に対して期待する相手の反応を明確にする

　相手に求める反応はさまざまありますが、どのレベル（理解・意見・行動）を求めるのかを自身のなかで吟味しておくことがポイントです。なぜなら、それはSTEP②の方法（課題をクリアするための策）に大きく影響してくるからです。

　以上をふまえながら、先のスタッフとのやり取りを改善してみましょう。

第❷章　②若手育成術　どなる医師への対応方法

寄り添う指導例　伝えたいことを意識したきき方

A師長　若手B

師長さん、聞いてください。またS先生にどなられました。もう本当にイヤです！

何があったのですか？ ①

今日、定期処方の入力日じゃないですか。で、いつもS先生って忘れるじゃないですか。今日も案の定、忘れていたんですよ。だから入力の締め切り時間に間に合うように電話をして……（中略）……で、もう一度電話をしたら、「うるさい！ こっちは忙しいんだ！」っていきなりどなったんです。逆切れですよ。できていないから、こっちが電話してあげてるのに。もうどうにかしてください!!!（怒）

そうですか。そんなことが……。それは腹が立ちましたね。定期処方入力の協力が得られないと、他の業務にも支障が出ますので、私も課題だと感じています。期限内に、確実に入力してもらうようにしましょう。②
では医師にとって、期限内に入力することのメリットは何だと思いますか？ ③

期限内に入力しないと、自分で薬剤を取りに行くことになるから業務が増えるし、われわれからも電話がかかってきて余計忙しくなると思います。期限内に入力できれば、そういったことからも解放されるので仕事もスムーズだと思います。

ここがポイント！

① まずは、話をさえぎらずにすべてを受け止めながら「きく」ことに徹します。このときのコツは、自分がいなかったときの話なので、葉っぱの1枚1枚が描けるくらい、詳しく描写しながら「きく」ことです。看護師の思いはもちろん、医師の側にも立ちながら傾聴することで、次の打開策が見出せます。

② スタッフの思いに共感しながらも、少しずつ<u>ロジカルコミュニケーション</u>へと思考を誘っていきます。今、何が課題となっているのか、あえてそのことを具体的に言葉にし、スタッフと共有しながら進めるのがコツです（p.139、STEP①の部分）。

③ 日々、問題解決型思考で動いている看護職は、できていない点やデメリットを考えてしまいがちです。そこで、自分中心になりがちな思考を、医師の視点に切り替えられるような問いを投げかけます。具体的には、医師にとってのメリットに注目させながら、<u>未来肯定型思考</u>で導いていきます（前ページSTEP②の部分）。

141

その通りですね。お互いに効率がよいですね。では、期限内に入力してもらうためには、どのような方法があるでしょうか。④

④ 具体的な方法を検討します。スタッフは医師と接する機会が多いため、医師らの関係性や特徴をよくとらえています。また、自分たちの仕事も加味しながら最善策が検討できるように提案します。

手術や外来が始まってしまうと先生も大変だから、なるべく前日までに入力確認を看護サイドで行い、声をかけるようにします。あとは、メリットも伝えながら。⑤

⑤ この発言からは、Bさんが医師のスケジュールを理解している様子がわかります。もしこういった発言が聞かれない場合には、さり気なく医師の動きを確認するような質問をします。

いいですね。お互いに余裕をもって対応することが大事ですね。そして、忙しい医師に伝えるときは、メリットを伝えて効率性が上がることを強調するのがコツです。あとは端的に、結論から伝えるとうまくいきます。とくに、数字に敏感な職種ですから、数字を入れながらメリットを強調して伝えると、さらに反応が上がりますよ。⑥

⑥ 医師とコミュニケーションを取るときのコツを伝えます。先述したように、効率性が上がること、また誰かが代わりにやってくれることに対し、医師は好意的です。そして、数字で伝えられると納得して動ける職種なので、数字を効果的に活用します。

ありがとうございます。今までは期限を伝えずに依頼をしていたので、次回からは期限も伝えるようにします。⑦

⑦ 期限、つまり<u>ゴールを相手と共有することは大事なコミュニケーション</u>です。期限がわかれば、こちらが急いで連絡している状況も理解してもらえます。

では、それでも入力してくれない場合も検討しておきましょうか。何か、次の方法はありますか？⑧

他の医師に代理入力を依頼することを提案してみます。

⑧ <u>方法は複数準備しておくのがコツ</u>です。あらかじめ相手に提示・選択してもらう方法もありますし、A案がだめならB案というように、次の戦略を立てておくという準備につながります。

それも1つの方法ですね。ただ、処方に関しては十分に患者さんの状態を把握していないとできませんし、責任も伴いますので、依頼する際には他の医師より、その患者さんの上級医に依頼するようにしましょう。⑨

⑨ 処方には責任が伴いますので、必ず上級医を絡めることがコツです。また、唐突に言われると上級医も困惑しますので、事前に課題となっていることを共有しておき、定期処方薬の入力が行われない場合には代理処方の依頼が入ることを事前に伝えておきましょう。

はい、わかりました！

解説！

　伝えるときのコツは、相手のニーズをとらえること。職種によって異なるニーズをとらえ、コミュニケーションに意識的に取り入れながら実践してみましょう。

　各職種の患者理解の特徴をとらえておくことも、職種間におけるコミュニケーションのコツです。客観データだけでなく、データには表れない患者の体験世界に寄り添い、全人的に患者をとらえる看護職に対し、客観データを重視する傾向が強いのが医師という職種です。互いの専門性を発揮するためにも、こうした特徴を把握しておきましょう。

☑ **若手育成ポイント❸**

どなる医師にはロジカルコミュニケーション。
スタッフと一緒に具体的な対策を検討しよう！

●引用参考文献
1）田中智恵子ほか．デキる看護師の思考法 問題解決型スキルで看護現場を変革する．東京，日本医療企画，2012, 300p.

第 2 章

2 若手育成術

心配性で任せ下手な師長
～マイルストーンで任せ上手になる

師長のお悩み

　私は看護師長になり2年目です。現在の病棟は、副看護師長の時代に配属されていて、通算で4年目となります。スタッフは20～50代まで幅広くおり、皆よく働いてくれています。

　私の悩みは、スタッフに仕事を任せられないことです。もともと昔から心配性な性格で、家を出た後も玄関の鍵を閉めたのか不安になり、もう一度家に戻ることもしばしば。仕事においても同様で、スタッフの育成のためには仕事を任せなければならないことはわかるのですが、どの程度進んでいるのか、内容は大丈夫なのかと不安になり、口を出してしまいます。先日も、つい口を出したら、「師長さんは、私たちのこと信用していないのですか！」と言われてしまいました。どうすれば、もっとスタッフに任せられるようになりますか。

　ここでは、指導者自身の「任せ下手」という問題を解決していきましょう。「師長のお悩み」にも書かれているように、仕事を任せて経験させないとスタッフは育ちません。しかし、進捗が気になりつい口を出し過ぎてしまうこと、ありますよね。とはいえ、スタッフの立ち位置で状況を見ると、師長さんから仕事を任せられたはずなのに、そんなに口出しするなら自分でやれば、とやる気を損なうことも十分に理解できます。ここでは、任せ上手になり部下のやる気を高める方法について解説します。

任せ下手な指導場面

A師長：Bさん、先週お願いした委員会の仕事だけど、進み具合はどうですか？
若手B：えっ？（次の委員会までまだ2カ月もあるのに？）
A師長：部署の課題分析は終わった？　もうみんなにアンケートはできたの？　今年度の目標は？
若手B：（イラッ）……師長さんは、私のこと信用していないのですか！
A師長：……（焦）。

過度な介入が「心理的リアクタンス」を生む

　みなさんも、このBさんと似た経験をお持ちではないでしょうか。任せられた仕事に対して適度な介入はうれしいですが、度を超えるとイラッとしますね。

　では、その「度」とは、一体どのくらいなのでしょうか。それがわかれば、相手を怒らせたり、やる気を失わせたりする一線を踏み越えなくてすみますね。

　この「度」の程度は、人それぞれです。そして、挑戦する内容によっても変化します。たとえば、初めて挑戦する内容であれば、全体のイメージがつかめず不安も大きいため、頻繁に介入されたほうが安心することが多いです。しかし、その内容に対してすでに経験があり、おおよその段取りもイメージがついている場合、頻繁に介入されると信用されていないのではないかと感じ、イラッとしたりやる気を失ったりする人がいることは想像できますね。

　心理的リアクタンスという言葉をご存知でしょうか。リアクタンスとは、"抵抗"を意味します。人間は生まれながらにして、自分の行動や選択を自分で決めたいという欲求を持っているそうです。そのため、一方的に指示をされたり、決めつけられたりといった行為は、欲求を犯された状態となります。よって、たとえそれが自分にとって最善の選択だったとしても、無意識に抵抗したくなる気持ちが生まれるのです。そろそろ勉強しようかなと思ったときに、親に口出しされて反発したくなるのは、この心理的作用が働くためです。

工程表とマイルストーンで心配を解消

　そうは言っても、心配性なA師長さんの気持ちもよく理解できます。口を出し過ぎてしまう1つの原因は、自分のなかにある段取りで作業が進んでいるのかが心配になるためです。

　この心配を解決できる取り組みについて解説します。まずは、自分ならどんな段取りで作業を進めるか具体的にしましょう。最初のうちは手書きで構いませんので、工程表を書き出し「見える化」をすると全体がとらえやすくなります。

　そして、工程表を見ながら**マイルストーン**を決めます。マイルストーンとは、進捗を管理するために設ける途中の"節目"のことです。作業工程の中には「○○（いつ）までに、△△（内容）を、□□する（行動）」という、これをしないと先へ進まないポイントがありますね。そこを明確にしておきます。

　仕事を任せる際は、自分のなかにあるマイルストーンを確認しながら、それを押し付けるのではなく、スタッフと相談しながら最終決定していきます。これがやる気を損なわない任せ上手のコツです。それでは、改善例をみてみましょう。

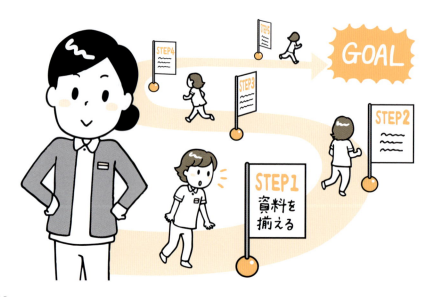

寄り添う指導例 / 任せ上手な指導場面

A師長　若手B

事前準備として、工程表とマイルストーンを作成しておきます。①

Bさん、委員会の仕事を1つお願いできますか？

はい、どんな仕事ですか？

感染委員会の仕事なんだけど、部署の課題を明らかにして、今年度の目標を決めないといけないの。②

わかりました。アンケートを取って課題分析する感じですか？結果をエクセルにデータ入力してグラフにして、それをワードに貼り付ければいいですか？

ありがとう。さすがBさん。段取りがわかっていて助かるわ。前にもやったことがあるの？③

前の師長さんのときに、別の委員会で似たようなことを頼まれて……。

そうだったの。それは心強い！④

へへ（照）。

ここがポイント！

① 事前に工程表を書き出し、「見える化」をしておきます。これにより、自身のなかでのマイルストーンを明確にしましょう。今回のケースで言えば、最終ゴールは課題分析と目標設定です。これに要する最低限の譲れない時間を確保できるようにしておきます。それが、大事なマイルストーンの1つとなります。

② 仕事内容を具体的に伝えます。今回はBさんに経験があり、自分がイメージしていた内容と合致していたため詳細な説明を省略していますが、はじめて経験する人であれば、アンケートを取ることやデータをエクセルに入力後にグラフ化し、ワードファイルにまとめることなど作業内容を共有しておきます。
事前に、事務作業がどの程度できるかについて情報収集しておくことも大切です。もしパソコン作業ができない、あるいは苦手な人だとしても、期間に余裕さえあればサポートしてくれる人をつけ、積極的に挑戦させることも必要です。ただし、挑戦するか否かは、あくまでも本人に選択させることがポイントです。

③ 「ありがとう」で承認を示します。そして、さり気なくこの作業に関する経験について、確認をします。

ちなみに、次の会議は2カ月後なの。前のときは、どんなふうに進めていったか覚えている？ ⑤

えっと、アンケートの作成に10日くらい、それから配布して、回収までに2週間くらいです。

なるほど。それからデータ入力して、エクセルでグラフ作成などをしてデータをまとめると、どのくらいかかりそう？ ⑥

そうですね、夜勤のときとかに作業ができれば1週間……いや最近、担当の患者さんが重症化しているから……。

たしかに、そうね。1週間だと、厳しいかもしれないわね。どのくらいあると確実？ ⑦

そうですね、2週間はみてもらったほうがいいかもしれません。

ありがとう。2週間にしましょう。それじゃあ、もう一度全体の工程を確認しましょう。⑧

〈工程表〉
・○/○〜○/○（10日間）：アンケート作成
・○/○〜○/○（2週間）：配布と回収
・○/○〜○/○（2週間）：入力とグラフ化
・○/○〜○/○（2週間）：分析と目標設定

④ 師長さんから投げかけられる「心強い」という言葉は、自身の存在意義や役立っている自分を強く認識させる言葉であり、組織貢献への喜びにつながっていきます。

⑤ 全体の作業期間について共有し、前回の作業工程を想起させ、今回の参考にします。

⑥ どのタイミングで入力作業をするのか、それにどのくらいの時間を要するのか、スタッフによってもばらつきがありますので、必ず本人に聞いて確認をします。もしも想定以上に長い期間を提示された場合には、作業時間を確保できるよう配慮をしたり、他に作業を手伝ってくれる人員をプラスしてもよいことを伝えたり、遅れが出ないように調整します。

⑦ 1週間で大丈夫だろうと思っていても、Bさんの感覚を言語化させることがコツです。これが、自分で選択するということになります。

⑧ 感謝の言葉を伝え、Bさんの意見を採用します。そして、全体の工程をもう一度確認します。このとき、Bさんと話しながら手元でメモを取り、「見える化」しながら共有できるとなおよしです。

アンケート作成は、たたき台ができたら、一度私のところへお願いします。盛り込んでほしい内容については、このあと具体的に伝えるわね。1週間くらいでたたき台をお願いできそうですか？もう少し必要？ ⑨

1週間で大丈夫です。

ありがとう。それから回収したアンケートは……（続く）。

⑨ このあと、工程表を一緒に確認しながら、いつまでに何をしてほしいのか、日程と行動を具体的に打ち合わせます。心配性の人は、それでも声をかけたくなるのが心情ですので、事前に「1週間くらいしたところで一度声をかけるから、困ったことがあったら相談してください」と伝えておきましょう。
事前に聞くことを伝えておくことで、相手側は「困ったことがないか確認のための声かけ」というとらえ方に変換できるので、<u>余計な「イラッ」を予防</u>することができます。

＼ 解説！／

　干渉し過ぎても放置し過ぎても、スタッフのやる気は育ちません。全体像とゴール、マイルストーンを共有し、スタッフを信じて仕事を任せましょう。仕事を任せてもらえた経験が、スタッフのやる気と能力を引き出し、成長へとつないでいきます。自身の心配性への対策も取りながら、スタッフへ成長の機会を提供していきましょう。

　師長の一挙一動が、スタッフのやる気に影響していきます。相手ばかりを批判せず、自身の関わり方も自己チェックしましょう。

> ☑ **若手育成ポイント❹**
>
> 工程表とマイルストーンで心配を解消しながら、
> スタッフを信じて任せ、成長させよう！

第 2 章

3 中途採用者育成術

転職を繰り返す看護師
～モチベーションを高める関わり方

師長のお悩み

　3カ月ほど前に中途採用者を1名スタッフとして迎えました。物覚えもよく、病棟業務にも慣れて、周囲のスタッフともコミュニケーションは図れています。仕事が"できる"か"できない"かでいえば、"できる"ほうの部類に入るととらえています。

　先日、来年度からは委員会活動や病棟内の小集団活動にも加わってもらいたいと考えて、本人に声をかけたのですが、浮かない顔をしていました。気がかりなのはこれまでの経歴です。看護大学を卒業して以降、2～3年程度で病院を渡り歩いている様子があります。もしかすると、あまり仕事を任せると退職してしまうのでは？　と懸念もしています。独身女性なので、ある程度の融通はきくととらえているのですが、どのような関わり方が効果的でしょうか？

　みなさんの施設でも多くの中途採用者を迎えていると思います。なかでも、できる中途採用者だととらえると、いろんなことを期待してしまいます。病棟の活動にも積極的に参加してほしいと考える一方、過去に職を転々としている様子があると、負荷をかけることで退職につながってしまうかもしれないと思い、タイミングや負荷のかけぐあいを考えてしまいますね。

　転職を繰り返すタイプの中途採用者に対しては、どのような関わりができると効果的なのでしょうか？　一緒に学んでいきましょう。

中途採用者との一方的な会話

看護師長Aが中途採用の看護師Bに来年度の業務について話を持ちかけています。

A師長　　：Bさん、お疲れさまです。就職してから3カ月が過ぎましたね。病棟には慣れましたか？
看護師B：はい。
A師長　　：Bさんには、これからどんどん頑張ってもらって、病棟の小集団活動や委員会も任せられるようになってもらおうと思っているから、よろしくね。
看護師B：はぁ……、はい（困）。

　中途採用者の強みは看護の経験があることです。新人看護師のように一から教育する必要がないため即戦力となり、組織の活性化にもつながっていきます[1]。ただ一方で中途採用者は、継続看護師（卒業してから同じ施設で働き続ける看護師）に比べて、**「自由と自律」のキャリア志向**が高いことも知られています[2]。

　組織に魅力を感じなくなったり、制約を受けて自分のやり方で仕事が進められなくなったりすると、早々と組織に見切りをつけ、新天地を求めて退職していくのです。病院側としては、人材育成にも費用を投じていますから、継続して勤務してほしいというのが願いですね。

　それではなぜ、中途採用者は病院を転々としてしまうのでしょうか。その背景を知り、打開策を一緒に紐解いていきましょう。

中途採用者のキャリア志向の特徴

　先ほど「キャリア」という言葉が出てきました。「キャリア」とは"役割の連鎖"であり"自分で選択してつくるもの"といわれています[3]。ポイントは仕事上の役割だけがキャリアではなく、家庭や地域などさまざまな空間を通してつくられていくという点です。「キャリア」とは、生涯をかけていろいろな場と人との

関わりのなかで"役割"を引き受けながら構築されていくものなのです。「志向」とは、意識をある目的へ向けることであり、実現しようとする方向へ心を向けることを意味します。つまり「キャリア志向」とは、「どのように自分自身を形成していきたいか」と読み解くことができます。現代はこの**キャリア志向が多様化**しているといわれています[4]。

坂口[5]は、アメリカの組織心理学者であるエドガー・H・シャインが開発したキャリア志向尺度を参考に、看護師のキャリア志向自己診断質問票を作成しました。それによると、キャリア志向は大きく6つに分類され（表-11）、看護師のキャリア志向としては、**「保障・安定」「奉仕・社会貢献」**が高く、「全般管理能力」

表-11 キャリア志向の分類	
1.「奉仕・社会貢献」志向	「誰かの役に立つことで、自分を生かすこと」「自分がつらい立場にあったときでも患者の世話を放棄することはなかった」など5項目
2.「保障・安定」志向	「雇用の安定・十分な給与・整った退職制度を通じて保障を与えてくれる雇用者のもとで働くこと」「長期にわたり安定を保障してくれる組織で働くこと」など6項目
3.「自由と自律」志向	「組織のルールに制約されることなく自分のやり方で仕事を進めること」「組織の制約を受けないキャリアを形成していくこと」など5項目
4.「専門的・職能別能力」志向	「看護の特定分野において自分のキャリアを築き上げること」「キャリアの終わりまで自分の専門分野を深めつつやりがいのある機会を最大化すること」など5項目
5.「全般管理能力」志向	「看護スタッフを監督し、動かしリード統制すること」「看護部の組織全体を取り仕切ること」など5項目
6.「創造性と企業家精神」志向	「完全に自分の着想により何かを作り、築き上げること」「常に自由で事業を興し築き上げることが可能になるようなアイデアを探している」など5項目

（文献2、5より著者作成）

「創造性と企業家精神」は低い傾向がみられます。宇野ら[6]は、前述の坂口が作成した質問票を使用し、中途採用者と継続看護師を対象に調査を行いました。その結果、年代によってキャリア志向に傾向があることが明らかとなりました（表-12）。

全体的な傾向としては、先述した坂口の研究のように、「保障・安定」と「奉仕・社会貢献」のキャリア志向が高いことがわかります。興味深いのは、中途採用者の場合、40代になると「保障・安定」と「奉仕・社会貢献」が逆転することです。ある程度、給与も高額となり、既婚者は子どもが自立し時間や経済面に余裕が持てることなどが影響していると推察できます。

つまり、対象がおかれている背景を把握することが、効果的なアプローチにつなぐコツとなるのです。30代の独身者であれば、ワークライフバランスを重視した関わりをします。子育て中の人であれば、子どもとの時間もお金もほしいというのが本音ですので、なるべく子どもとの時間が取れるように学校行事などに配慮する一方、月に何回くらいの夜勤を希望するかなどを具体的に確認し、少しでも給与が安定するようにします。

表-12 中途採用看護師と継続看護師のキャリア志向（年代別）

	中途採用看護師			継続看護師		
	20代	30代	40代以上	20代	30代	40代以上
1.「奉仕・社会貢献」志向	23.1%	28.6%	57.7%	45.7%	26.8%	30.3%
2.「保障・安定」志向	59.0%	61.9%	23.1%	41.3%	63.4%	60.6%
3.「自由と自律」志向	5.1%	2.4%	7.7%	4.3%	0.0%	0.0%
4.「専門的・職能別能力」志向	12.8%	4.8%	11.5%	6.5%	7.3%	3.0%
5.「全般管理能力」志向	0.0%	2.4%	0.0%	2.2%	2.4%	3.0%
6.「創造性と企業家精神」志向	0.0%	0.0%	0.0%	0.0%	0.0%	3.0%

（文献2より著者作成）

中途採用者には役割に見合った「保障」を

　お悩みで寄せられている30代の中途採用者の項目をみると、「保障・安定」のキャリア志向が高いことがわかります。つまり何か役割を与える際には、その作業に見合った保障を与えることが関わり方のコツであることがわかります。たとえば勤務時間内に作業することを認める、あるいは残って作業をする際には超過勤務として手当を保障することなどが相当します。

　また、中途採用者は、自己の経験を生かしながら職場環境に慣れる努力を行いますが、慣れるまでには3カ月から半年程度を要するといわれ、共感できる仲間の必要性を感じています[7]。可能であれば中途採用者同士で集まれる研修の機会を設けることも効果的なようです。

　そのほか、30～40代の独身の中途採用者においては、職務継続意思に影響した要因として、「①ワークライフバランスを重視したキャリア形成」「②再評価による自身の新たな方向づけ」「③役割を持った人々の存在」が明らかとなっています[8]。趣味や嗜好を普段の会話からとらえておき、それらをふまえた休みの配置をさり気なく行えると、本人のモチベーションアップにつながるようです。

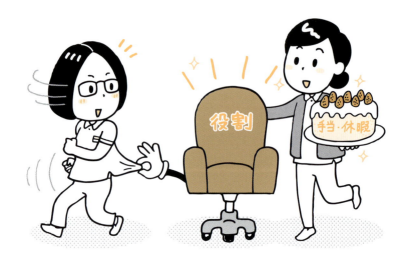

第②章　③中途採用者育成術　転職を繰り返す看護師

寄り添う指導例　中途採用者との会話 /Good!!\

A師長　看護師B

看護師長Aが中途採用のスタッフBに来年度の業務について話をもちかけています。

ここがポイント！

Bさん、お疲れさまです。就職してから3カ月が過ぎましたね。病棟には慣れましたか？ 困っていることはありませんか？ ①

ありがとうございます。大丈夫です。

指導者のCさんはどうですか？ ②

はい、お互いに独身だし（笑）、年齢も近いので話しやすいです。

それはよかったです。焦らず、少しずつ慣れていってくださいね。

はい、ありがとうございます。

Bさんはジャズダンスを習っていましたね。たしか大会が近いんじゃなかったかしら？ 大会前は練習が必要でしょう？ このあたりにお休みを入れたり、勤務後に練習に向かえるように調整をしましょう。③

えっ、ありがとうございます。とてもうれしいです！

① 中途採用者は管理職や職場に対して、働きやすさや研修受講への支援などの「手段的支援」のほか、話を聴いてほしい、自分をわかってほしい、押し付けないでほしいという「情緒的支援」も求めています。もう大人だからととらえ、業務的にもできていることが多いからと支援の手が遠のきがちになりますが、中途採用者は少なくとも3～6カ月は支援が必要といわれています。日ごろから小まめに声をかけることを意識して関わりましょう。

② 中途採用者に対して指導者を置く場合には、年齢の近い指導者を選ぶことがコツです。習ってきた教育背景に差があると、ときに言葉が通じないことがあります。「あるある」「昔はそうだったよね」ということが共有できる人を指導者として配置するようにしましょう。

③ ワークライフバランスを重視する30代の特性を生かした勤務表づくりを行います。とくに就職して3カ月は、勤務希望を言い出しにくいことを想定し、こちら側から声をかけることがポイントです。こういった細やかな配慮は、「あなたを大切な一員としてとらえている」という承認メッセージにもつながり、モチベーションアップも期待できます。

155

この3カ月、本当に頑張ってくれていることを感じています。ありがとう。来年は委員会や小集団活動もお願いしたいと考えているけど、作業時間は勤務時間内に確保できるように配慮します。お願いできますか？ ④

はい、頑張ります！（笑）

④ 中途採用者は、管理者との折り合いがうまくいかずに退職に至るケースも多くあります。「ありがとう」で感謝の気持ちを伝え、日ごろの頑張りを言語化して伝えることで、見守っていることを伝えましょう。そして、何かを依頼したいときには、<u>ギブ・アンド・テイクの考え方</u>と、<u>「保障・安定」に配慮したお願いをする</u>ことがコツです。

＼解説！／

　中途採用者は大切な人材です。縁あってあなたの施設を選んできてくれたのです。組織を転々とする中途採用者を、あなたの関わりでストップさせることができるかもしれません。中途採用者の特性を踏まえたアプローチに、仲間と一緒に挑戦をしてみましょう。

> ☑ **中途採用者育成ポイント❶**
>
> 中途採用者のキャリア志向を理解して、
> モチベーションを高める関わりをしよう！

●引用参考文献
1) 小川忍. 中途採用者を取り巻く環境. 看護展望. 34 (4), 2009, 361-366.
2) 宇野福美ほか. 中途採用看護師のキャリア志向の特徴：継続就業している看護師との比較. 島根大学医学部紀要. 40, 2017, 7-16.
3) 荒木淳子ほか. キャリア教育論：仕事・学び・コミュニティ. 東京, 慶応義塾大学出版会, 2015, 3-7.
4) 佐野嘉秀. 正社員のキャリア志向とキャリア：多様化の現状と正社員区分の多様化. 日本労働研究雑誌. 655, 2015, 59-72.
5) 坂口桃子. 看護職のキャリア・ディベロップメントに関する実証的研究：キャリア志向のタイプと形成時期. 日本看護管理学会誌. 3 (2), 1999, 52-59.
6) 前掲書 2.
7) 半田光代. 中途採用された看護師の職務環境の認識に対する実態調査. 神奈川県立保健福祉大学実践教育センター看護教育研究集録. 37, 2011, 202-209.
8) 田中千里. 30〜40歳代独身の中途採用看護師の職務継続意思を支える要因：転職後のキャリア形成支援を考える. 神奈川県立保健福祉大学実践教育センター看護教育研究集録. 36, 2010, 210-216.

第2章

3 中途採用者育成術

元気がない中途採用者
～「学習性無力感」を解消するには

師長のお悩み

4カ月前、大学病院から転職してきたスタッフのBさん（30代後半・女性）ですが、最近元気がないのが気になっています。入ってすぐのころは、やる気があってハツラツとした印象だったのですが、日に日に表情が曇り、口数も減ってきました。

他のスタッフに、Bさんのことをそれとなく聞いてみたら、「ミスを報告すると強い口調で延々と怒られるので、萎縮してしまう」「いつもイライラしているので、ちょっとした日常会話などもしづらい」「最近はみんな、なるべく接触しないようにしている」との声が聞かれました。

ありがちな、でも解決の難しいお悩みですね。転職後はとにかく前の職場との差異が目につくものです。院内のさまざまなシステムや使用している医療材料、価値観の違いなどに大きな衝撃を感じる人も多いのではないでしょうか。なかには、同じ病院内の異動でも、こんなにもやり方が違うのかと、驚いた経験をお持ちの方もいるかもしれません。

傾聴できていない対応例

A師長　　：Bさん、最近、元気がないようだけどどうしました？
看護師B：大丈夫です……。
A師長　　：なにか不満でもあるのですか？

157

> 看護師Ｂ：別に……（イライラ）。
> Ａ師長　：そんな態度だから、みんなからも避けられてるんじゃない？
> 看護師Ｂ：結局、私だけが悪いんですよね！（怒）

「学習性無力感」に陥ってしまうワケ

　本ケースでは、Ｂさんに**学習性無力感**が生じていることが予想されます。「学習性無力感」とは、セリグマン（アメリカの心理学者）が提唱した心理学理論です。長い期間、回避できない嫌悪刺激にさらされ続けると、いざ回避できる環境が訪れても、その嫌悪刺激から逃れようとする自発的な行動が起こらなくなることを言います。この嫌悪刺激には、ネガティブな発言や態度だけでなく、周囲からの反応が得られない（＝何をしても変わらない）ことも含まれます。

　おそらく、入職してきた当初は、病院への期待や病棟をよくしたいという思いから、あるいは前の職場との差異が目立ち、つい強い口調でスタッフへ指導という名の愚痴を連発してしまったのかもしれません。周囲のスタッフは、はじめは黙って聞いていますが、やがて心理的な負担が大きくなり、自然な防御反応として接触を避けるという回避行動を取るようになったことが推察されます。

「傾聴」で行動の背景を掘り下げる

　このようなＢさんに対して、どのような関わりが必要でしょうか。まずは、Ｂさんの対象理解がカギとなります。先入観を持たず、Ｂさんの体験世界に耳を傾けましょう。**氷山モデル**を意識し、Ｂさんの行動の下に隠されている「思考」「感情」「望み」を掘り下げながら傾聴します。どんな意見が出ても、うなずき、相づち、オウム返しを繰り返し、決して反論はせず、丸ごとＢさんの発言を受け止め信頼関係を構築（**ラポール形成**）し、何でも言える環境を整えていきます。ポイントは、Ｂさんの困りごとに関心を寄せながら傾聴していくことです。まずは、話を聞き出すための関わり方からみていきましょう。

第2章 ③中途採用者育成術　元気がない中途採用者

寄り添う指導例 ①傾聴し掘り下げる Good!!

A師長　看護師B

A師長はBさんと面談をすることにしました。面談時間を約束し、個室を予約しました。①

Bさん、お疲れさまです。雨、ひどいですね。バケツをひっくり返したみたいに降りますね。②

まさに、そんな感じですね（笑）。

早いもので、もう4カ月ですね。休まず出勤してくれて、ありがとう。病院までは、電車通勤でしたね。③

はい。

駅までは少し距離があるから、帰るまでにはやんでほしいですね。

本当に、やんでくれると助かります。

病院には慣れましたか？　前の職場と違って、驚かれたんじゃないですか。④
ずっと同じ職場にいるとマンネリ化して気づかないことも多いから、気づいたことがあれば教えてくださいね。⑤

ここがポイント！

① 何でも言える、安心安全な場を確保すること。いきなり面談をするのではなく、言い訳を考える時間、言いたいことを考える時間を与えることがコツです。

② 名前で呼んで、承認メッセージを送ります。マズローの欲求やコーチングスキルにも登場する「承認」を活用します。承認には2種類：①行動に対する承認と②存在に対する承認があります。挨拶や、名前で呼ぶことは、②存在に対する承認につながります。

③ 会話の冒頭は、「はい」「いいえ」や簡単な単語で回答できるような閉ざされた質問（クローズド・クエスチョン）で問いかけ、会話のペースをつくっていきます。そして、さり気なく労いの言葉をかけます。「休まず出勤する」という一見当たり前のことを、当たり前にしないことがコツです。

④ Bさんの思いを察する、あるいは代弁するような声かけを行います。とくに、相手が困っているだろうことに関心を寄せて声をかけることがポイントです。

⑤ 相手のプライドを傷つけたり、恥をかかせたりするような行為は、決してしないことが原則です。自身がへりくだり、「相談」や「お願い」

159

実は……、なかなか言えずにいたですが、正直驚きました（苦笑い）。⑥

やはり、驚かれましたよね。長年この病院にいる私ですら、驚くときがありますから（苦笑い）。具体的には、どの辺りで驚かれましたか？⑦

たとえば、マニュアル。前の施設では、いろんなマニュアルが整備されていたのですが、この病院はどれも不十分で、スタッフに確認しても、「見たことがない」とか「知らない」とか、そんな返答ばかりで、いわゆるKKD（経験・勘・度胸）だけで看護をやっているように思えて、「それでいいのか！」ってイライラしました。だってそんなんじゃ、患者安全はもちろんのこと、看護師自身の身の安全も守れないじゃないですか。

Bさんは、根拠に基づいた看護やマニュアルの大切さを指摘してくださっているのですよね。そして、マニュアルが患者安全でなく、看護師の身も助けることを伝えてくださっているのですよね。⑧

そうなんです。代弁してくれて、ありがとうございます。でも最近は……。⑨

をしたほうがうまくいきます。実際、同じ組織に長年いると気づかないことがたくさんあります。また、同質な人間の集まりは、組織が成長しないと言われています。外部から新しい人が入ってきたときは、チャンスです。その気づきを共有し、組織の成長につなげていきましょう。

⑥ 「驚いた」という感情の表出に注目します。感情は、Bさんが表出する行動の原因を理解するカギとなります。共感的態度で接することがポイントです。共感的態度とは、単なる「あるある、そうだよね」という表面的なものではなく、相手と同じ目で、同じ耳で、同じ身体で感じ、相手が体験している世界を共有することです。そのためには、まずは「きく」が重要です。しっかりと耳を傾け、相手に関心を寄せながら傾聴しましょう。

⑦ 感情や抽象的な言葉が聞かれた場合には、具体的な場面を教えてもらい、本人が描いている体験世界をより具体的にしていきます。
Bさんの困りごとやどこに価値を置きながら仕事をしているのか、という点にも注目しながら傾聴していきます。いわゆる成人教育において大切な、ニーズをとらえる作業です。

⑧ Bさんの言いたいことを要約して伝え、Bさんが大切にしている仕事への価値（今回の話の核となる部分）にズレがないかを確認します。言語化し代弁することで、Bさん自身も気づかない潜在的な部分に気づきを提供できることもあります。

でも、最近は……?

なんか、「もう、いいや」……って。

⑨「……」の部分を、引き出します。自分の言いたいことはグッと堪えて、相手の思いを引き出すことがポイントです。
<u>最後のフレーズを繰り返し、会話のテンポやきっかけをつくるのもポイント</u>です。もし沈黙が訪れても、あわてず待ちましょう。待つときは、相手に関心を寄せながらも、ときどき目線をそらし、話しやすい雰囲気を醸し出すのがコツです。じっと見つめられると、かえって話しづらくなりますので、気をつけましょう。表情も自然と相手に合わせ、「つらかったね」と少し悲しげな表情にするのがポイントです。

「もう、いいや」って気持ちに!?

……はい。

「もう、いいや」の部分、もう少しだけ詳しく教えてくれますか? ⑩

⑩「もう、いいや」という言葉から、おそらく"諦め"と解釈できますが、意味はこちらで解釈せずにBさんに確認します。

＼ 解説！／

　A師長はBさんの困りごとに関心を寄せ、共感的態度を示すことを意識し、Bさんの行動の裏に隠されている「思考」「感情」「望み」を掘り下げながら傾聴しました。どんな意見が出ても、Bさんの発言を丸ごと受け止め、ラポールを形成し、何でも言える環境を整えていったことで、Bさんから話が引き出せました。

投げやりなスタッフには存在価値を伝える

　「もう、いいや……」と投げやりになっていたり、自信を失ったりしているスタッフには、その思いに寄り添い、十分に傾聴をしながら、あなたという人間に価値があること、本人も気づいていない存在価値や存在意義を具体的に伝えることがポイントです。それでは、この会話の続きをみていきましょう。

寄り添う指導例 ②存在価値を伝える

A師長　看護師B

「もう、いいや」の部分、もう少しだけ詳しく教えてくれますか？

最初は変わってくれたらいいなって思ったんですけど……。露骨に嫌な顔をされたりすると、そこまでして自分が言う必要もないなって思って。なんとなく避けられている感じもあるし。①

たしかに、露骨に嫌な顔をされたら、言う気も失せますね……。②
なぜスタッフは、マニュアルを「見たことがない」とか「知らない」と答えたり、露骨に嫌な顔をしたりするのだと思いますか？ ③

おそらく、本当に知らないし、それでやってこられたから、「それで何か問題がありますか？」っていう感じなんだと思います。……私も、つい口調がきつくなってしまって。④

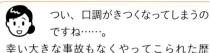
つい、口調がきつくなってしまうのですね……。
幸い大きな事故もなくやってこられた歴史が、スタッフのなかで成功体験につながっているのかもしれませんね。⑤
たしかに、当院のマニュアルが不十分だということは、私も先日、外部の研修に参加して、初めて気がつきました。自施設しか知らないと、気づかないことがありますね。⑥

① 「変わってくれたらいいな」という思いは、氷山モデルの下位部分にあたるBさんの「望み」です。しかしそれが、スタッフの露骨に嫌な顔をしたり、Bさんを避けたりする行為によって、ブロックされていることが推察されます。

② スタッフへの愚痴ではなく、あくまでも中立的に、当然生じうる感情に対して共感します。

③ スタッフの思考に焦点を当てて考えてもらうための質問をします。あくまでも、Bさんと同じ目線で質問し、一緒に考えるような雰囲気を醸し出します。回答は、模範解答や真実を求めるのではなく、あくまでもBさんから見えている目線での回答をキャッチできればOKです。

④ 自身の振る舞いに対する内省の言葉が聞かれました。これは、どのような訴えも、まずは丸ごと受け止めたことによって、学習者に生じる行動の1つです。あえてオウム返しをして、悪いと感じている学習者の思いに共感を示すとともに、望ましくない行動にさり気なくフォーカスを当てます。

⑤ スタッフの思考を紐解き、Bさんのなかにあるスタッフへの認識を修正していきます。スタッフの気持ちの代弁者になることがコツです。

やっぱり、そうなんですね。まだ事故が起きていないからいいけど、起きたことを想像すると、なんだか切なくて。……実は、前の病院で担当していた病棟で大きな医療事故が起きてしまって。患者さんはもちろん、ご家族も医療者も、みんなが傷ついた経験があるので、私としては、大きな医療事故が起きる前に、なんとかしたいと思っているんです……。⑦

Bさん、経験を話してくれてありがとう。つらかったですね……。⑧ 私も経験がありますが、医療事故は誰一人として得する人はいませんね。なんとかして、私も医療事故防止につなぐ手立てをと考えています。一緒に協力してもらえますか？ ⑨

もちろんです。私でお役に立てることがあれば。ただ……。

ただ……何か気になることがありますか？ ⑩

私がまた何か新しいことをすると、みんなが嫌がるんじゃないかと思って……。

その点が気がかりなのですね。今度、Bさんの過去の医療事故の体験を、みなさんと共有していただけませんか？ つらくならない程度、お話しできる範囲で構いません。⑪

⑥ その病院にしか勤務経験がないと気づかないことがあることを、さり気なく伝えます。そして、できていない点（マニュアルの整備が不十分）は、潔く認めることがポイントです。

⑦ まだ、Bさんのなかに、「なんとかしたい」という願いがあることが確認できます。このことから、Bさんにアプローチできるチャンスがあることが示唆されます。

⑧ <u>Bさんが過去に体験した医療事故に関しての情報をスタッフは知りません</u>。Bさんのこの経験を共有できると、Bさんの行動の意味をスタッフが理解する助けになるので、機会を設けて共有できるようにしましょう。

⑨ 師長としてどうしていきたいのか、<u>方向性を共有すること</u>がポイントです。そのうえで、命令ではなく相談やお願いという形で協力を仰ぎましょう。あくまでも、協力するか否かの選択権は、本人に与えます。
このとき、Bさんが <u>YES/NOどちらの返事をしても対応できるよう回答を準備</u>しておきます。もしNOと言われたら、NOの気持ちに寄り添い、Bさんの思いをさらに掘り下げていきます。

⑩ 何かを言いたそうにしていたら、吐露させましょう。とくに新たな活動を開始する際には、<u>気がかりな事象</u>をすべて共有しておけると、事前に障壁への対応策をとることができます。

Bさんの過去の経験を共有できれば、これまでのBさんの行動の背景にある思いについても、みんな理解してくれ、今後の活動にも協力してくれると思います。引き受けていただけますか？⑫

はい、うまく話せるか自信はないですが、やってみます。サポート、お願いします。

ありがとう。よろしくお願いします。そして、マニュアルづくりに関しても、ぜひ協力してもらえませんか。看護部長らとも共有しながら進めていければと考えています。Bさんに協力してもらえると、私としてはとても心強いのですが、お願いできますか？⑬

はい、私でお役に立てるなら、喜んで。少しでも貢献できるよう取り組んでみます。

⑪ Bさんのこれまでの行動の背景にある過去の体験をスタッフと共有し、Bさんの理解につなぐ場を意図的につくります。ただし、心理的な負担には十分に配慮しましょう。

⑫ ここでも、最終的な決断は本人に任せます。師長は、Bさんの返事がYESでもNOでも回答できるよう準備しておきます。ここでのゴールは、Bさんの過去の経験をスタッフと共有し、Bさんに対する理解を深め、今後の活動の協力をスタッフから得ることです。なので、もしNOと言われたら、自分からスタッフにBさんの経験を伝えて協力依頼してもよいか、Bさんに確認をとります。

⑬ 「ありがとう」の言葉と笑顔で、Bさんをさり気なく承認します。そしてBさんの望みが、自己中心的なものではなく、あくまでも組織貢献につながる内容であったことが確認できたため、次のステップへと話を進めます。
Bさんの経験を生かし、その経験に価値づけをします。そして、Iメッセージで承認を伝え協力依頼を行い、モチベーションアップにつないでいきます。

解説！

「信頼関係は、人を育てるときに欠かせない豊かな肥しです」[1)]。これは有田和正氏の著書、『教え上手』のなかの一節です。過去の経験に価値をおいているのが、看護職の特徴です。相手の経験を否定せず、まずはどんな意見も受け止め、信頼関係を構築しましょう。そして、本人も気づかない存在価値と存在意義を伝え、組織貢献への機会を提供しましょう。

第②章 ③中途採用者育成術 元気がない中途採用者

☑ 中途採用者育成ポイント❷

傾聴し、行動の背景を掘り下げたら、
存在価値を伝えて組織貢献につなげよう！

COLUMN

中途採用者はショックの連続？

　施設が変わると、使用している医療材料も変わります。資金も資源も豊富な大学病院からの中途採用者にとっては、なぜ大学病院では使い捨てだったものが、この病院ではリユースされているのだろうか、なぜこんなにもお菓子の空き箱ばかりでナースステーション内が整備されているのだろうかと、毎日がショックの連続という話もよく耳にします。井の中の蛙大海を知らず。大学病院の経験しかない看護師にとっては衝撃の連続かもしれませんが、それが日本の医療の現実でもあり、それらの施設が日本の医療を支えていることもまた事実です。

　前項でも紹介しましたが、中途採用者が現場に慣れるまでには、3〜6カ月が必要だと言われています。融通が利かない人だなとネガティブにとらえず、強みに視点をずらし、力を見極めて人材活用するようにしましょう。

●引用参考文献
1）有田和正. 教え上手. 東京, サンマーク出版, 2009, 223p.

第 2 章

4 中堅・ベテラン育成術

三日坊主で終わるスタッフ
～「なりたい自分」をイメージさせよう

師長のお悩み

　新人として着任して以降、同じ病棟で働く 10 年目のスタッフについて相談します。毎年そのスタッフには、個人目標を立てるように伝えて取り組んでいます。アクションプランなども取り入れて挑戦してみたのですが、のらりくらりと理由をつけては三日坊主で終わり、なかなか目標到達ができません。
　実はそのスタッフは、大学時代の 2 年後輩で、ときどき一緒に時間を過ごすなどその当時から知る仲です。今は管理職とスタッフという関係ですが、元々の関係性もあり甘く見られているのかなとも感じています。効果的な指導のコツを教えてください。

　目標を立てても三日坊主で終わってしまう 10 年目のスタッフ。新人として着任して以降、同じ病棟で働いていることを察するに、だいぶ慣れた環境の中で毎日を過ごしていることが推察できます。いや、むしろマンネリ化さえしているのかもしれません。そこにつけて大学時代からよく知る先輩が管理職というのは、本人にとっては相当に居心地がよい場所になっていることが想像できます。
　一般的な目標管理の方法については、多くの書籍に書かれていますので、ここでは「なぜ三日坊主になってしまうのか」に焦点を当てながら解説していきます。一緒に学んでいきましょう。

三日坊主になりがちなスタッフとの会話

看護師長 A が看護師 B に目標達成に向けての進捗を尋ねています。

A 師長：B さん、お疲れさまです。今年は「感染管理について極める」が目標でしたね。勉強は順調に進んでいますか？
若手 B：はーい。大丈夫です。
A 師長：本当に？　この前話していた本は、もう読み始めましたか？
若手 B：あぁ。あれは、友人が貸してほしいと言っていたので先に……（苦笑）。
A 師長：えぇっ！　あなた、前にも同じようなことを言っていましたよ（驚）。それでよいと思ってるの（怒）!?

三日坊主の原因は 2 つ

　みなさんは、自分で決めた目標を貫けるタイプですか？　それともこの B さんのように何だかんだと理由をつけて三日坊主で終わるタイプでしょうか（ちなみに筆者は、三日坊主タイプです……）。

　初志貫徹という言葉もありますが、思ったことを貫くには相当な努力が必要だと感じています。では、どのように努力をすれば三日坊主で終わらずに済むのでしょうか。まずは三日坊主を引き起こす原因をとらえておきましょう。

　最近、よくテレビでもお見かけする脳科学者の中野信子先生の著書[1]によると、目標達成を妨げてしまう気持ちの動きは、主に 2 つあるそうです。1 つ目は、"一時的な強い気持ちだけが動機になっている場合"です。たとえば、これは女性に経験がある人が多いのではないかと思いますが、久しぶりに会った人に「太った？」などと言われたときや、好きな人ができて「痩せるぞ！」とダイエットを決意したときの、あの心理です。"一時的な強い気持ちだけが動機になっている"場合、その動機が薄まっていくと、途端に決意も揺らいでしまうのです。

　2 つ目は、"途中で遭遇した外的な要因に左右される"心理です。先ほどのダイ

エットの例であれば、たとえ途中までダイエットがうまくいっていたとしても、誘惑に負けて高カロリーの食事をとってしまったり、年末年始の帰省や新年会などが重なる時期に付き合いでどうしても食べる機会が増えてしまったり、そんな状況下において「もう、いいや」と断念してしまう心理です。

具体的で着実な目標設定を

　それでは、どのようにすればこのような事態を回避できるのでしょうか。そのためには「抽象的な目標を具体的にすること」がカギになります。目標管理の観点からとらえれば、至極当たり前のことなのですが、案外これが難しいのです。中野先生の著書1)から引用するならば、ダイエットにおいて目標にしがちなのは"痩せる"ということですが、これは抽象的な目標とのこと。たしかに、数値目標も入っていないし、そうかなとも思えますが、数値を入れたところで、まだなお抽象的だと述べられています。

　正解は、「毎日体重計に乗る」。目標達成への秘訣は、「イメージしやすい身近な目標を代わりに設定すること」だそうです。

　それでは先ほどのケースはどうなったのか、改善例を一緒にみていきましょう。

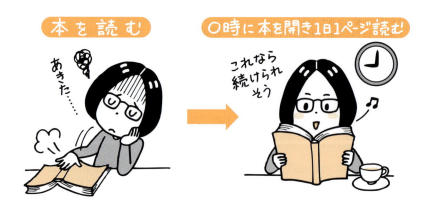

第2章 ④中堅・ベテラン育成術 三日坊主で終わるスタッフ

Good! 寄り添う指導例　目標設定と達成のための関わり

A師長　中堅B

 Bさん、お疲れさまです。今年は「感染管理について極める」が目標でしたね。先日の面談で、まずは購入した本を読むと教えてくれましたが、勉強は進んでいますか？ ①

 はーい。大丈夫です。 ②

 1日に何ページ読むようにしているのですか？ ③

 えっと、まぁ適当に……（焦）。 ④

 実は私も興味を持って、同じ本を買ってみたんです。久々に感染管理の本を読んだので、読破するのに苦労しています。Bさんは、本を読むのは速いほうですか？ ⑤

 いや、どちらかといえば遅いです。

 私も同じ、本を読むのは遅いほうですよ。最近は病棟も忙しいから、あの1冊を読むのには本当に苦労しますね。 ⑥

 同感です……。

ここがポイント！

① 目標を確認した際には、「まずは」の行動、つまり初動を確認しておきましょう。次に声をかける際のきっかけにもなります。ここでは、漠然とした「感染管理を極める」という目標の「まずは」のステップ（購入した本を読む）を確認しておいたので、それについて聞いています。

② このような漠然とした回答が聞かれたときには要注意で、できていないことが多いです。

③ ついチクリとやりたくなりますが、そこはグッとこらえて具体的な行動、今回のケースでいえば読書をするための行程作業を確認する質問事項に移ります。結果ではなく、行程に着目するのがポイントです。

④ さらに、ふわっとした回答が続きました。この時点で、おそらく読んでいないことは確定ですが、そこは責めずにこらえます。

⑤ 三日坊主で終わるタイプのスタッフには、師長も同じ行動を取って体験してみるとスタッフの気持ちがわかりやすくなります。まさか師長が同じ本を買っているとは思いませんから、スタッフは驚いて本気を出すかもしれませんね。本は借りてもよいと思います。同じ本を読んで感想を言い合えるだけでも、スタッフには影響を与えることができます。そして本人

169

とても忙しい時期を想定して、3日間で何ページくらいなら読めそうですか？ ⑦

3日なら、1日1ページとして、3ページくらいは……。⑧

いいペースですね。確実に前に進めることを大切にしましょう。3日で3ページに設定しておけば、たとえ2日読めない日があっても3日目に頑張ればOK！ その考え方でいいですよ。できそうですか？ ⑨

それなら、何とかできそうです。

次は本を開くタイミングですが、どのタイミングが一番開きやすいですか？ ⑩

寝る前？ いや、それだと寝てしまうかもしれないし……。

では、ここなら寝られないなという場所はありますか？ 自分が格好よく感染管理の本を開いている姿をイメージしてみて……。そこはどこですか？ ⑪

駅の近くのコーヒーショップは夜遅くまで開いていて静かなので、そこでやってみようと思います。

の特性を確認しておきましょう。本を読むスピードにも個人差があります。

⑥ 労いと共感の言葉でアプローチします。師長でさえも難しい本を読んでいるとなれば、本人のなかでのハードルも下がることが期待できます。たとえサラリと読めたとしても、「読み応えがある本だよね」というような言葉で労いましょう。<u>女優になることがコツです。</u>

⑦ 最悪の事態を想定して話を進めます。そして1日単位ではなく、もう少し大きな枠組みで確認をします。挽回のチャンスを残すことがコツです。

⑧ 必ず自分の言葉で言ってもらうよう仕向けます。本人に<u>「できそう」というイメージを持たせることが大切です。</u>

⑨ 「今日できなければ終わり」ではなく、ある程度の猶予を持たせると巻き返しのチャンスができ、頑張ることができます。真面目な看護職のなかには、完璧さを求めるがあまり「白か黒か」「0か1か」という極端な判断になってしまう人がいます。個人目標に命はかかっていません。<u>猶予を持たせ、小さな成功体験を経験できるアプローチ</u>を意識しながら関わりましょう。

⑩ 本を「読む」のではなく、まずは「開く」作業をイメージさせます。本は開かないと読めないからです。<u>目標とする行動を実行するための、第一アクションは何か、</u>それを意識しながら声をかけることがコツです。

⑪ 続いて、<u>「できている自分の姿」をイメージさせながら</u>質問していきます。イメージができれば、あとはそのイメージ通り実行するだけです。

＼ 解説！／

　三日坊主にさせないためには、学習者自身のなかに、成功している**「なりたい自分像」を描かせる**ことがコツであり重要です。ぜひ、挑戦してみてください。

☑ 中堅・ベテラン育成ポイント❶

　具体的な行動と「なりたい自分」をイメージさせよう！

◣ COLUMN ◢

適度な目標設定も、三日坊主にさせないコツ

　第1章の教え方講座⑧でも解説したとおり、ゲームは難しすぎても簡単すぎても飽きてしまうもの。ちょっと頑張ってクリアできるレベルに、継続性と成長へのカギが隠れています。適度な目標設定の重要性については、ロシアの心理学者レフ・ヴィゴツキーが提唱した「発達の最近接領域」という概念が有名です。一人で「できるかできないか」というレベルの課題が子どもの発達には重要であるという概念で、大人にも十分に活用できます。

　また、継続性に関しては、達成した際に得られる報酬が重要な鍵となります。たとえばゲームであれば、クリアした際に流れる音楽やコインの音などが報酬となります。達成感と外的な報酬によって、脳内では快感物質であるドーパミンが放出され、あの行動を取ると気持ちよいと脳が学習し、繰り返しその行動を取ろうとします。これを、「強化学習」と呼びます[2]。現実世界では、音楽やコインを"承認の言葉"で置き換えて対応可能です。

　その学習者にとっての適度なレベル設定とタイミングのよい承認で、三日坊主から脱却できる環境を調整しましょう。

●引用参考文献

1）中野信子. 世界で活躍する脳科学者が教える！ 世界で通用する人がいつもやっていること. 東京, アスコム, 2012, 207p.

2）茂木健一郎. 脳を活かす勉強法 奇跡の「強化学習」. 東京, PHP研究所, 2007, 192p.

第 2 章

かたくななベテラン
～「信念対立」を解消し変容を促す

師長のお悩み

今の病棟に異動し、3カ月が過ぎました。病棟には、勤続20年以上のベテラン看護師Bがいます。何か新しいことを導入しようとすると、必ずといっていいほど反発し、導入を拒みます。「なんで」が口癖で、そのたびに理由を説明するのですが、ほとんど聞き入れられることもなく、主任やスタッフたちも困り果てています。独自のルールや手技も多く、新人指導も当てられません。

先日、感染の監査が入った際に、その看護師が手洗いをせずに、二重手袋で対応をしていることを指摘されました。本人にそのことを注意したのですが、案の定「私はこれでやってきました」の繰り返しです。仕事はきっちりやるタイプなのですが……。指導の仕方がわからず悩んでいます。

　病棟の生き字引のようなスタッフ、いますよね。よいほうに作用すればいいですが、マイルールや独自の手技も多く、標準化を阻む要因になることも多いのではないでしょうか。

　本章の②若手育成術「言い訳の多いスタッフ」のところで、**不都合な信念**について解説しました。○○しなければならないという思い込みや、悲観的な思い込みが不合理な信念へとつながっていきます。ここではさらに話題を深め、なぜベテラン看護師Bは新しいことを受け入れられないのか、なぜ対立が起こるのかという**信念対立**について解説します。

信念が対立している指導場面

A師長　：お疲れさまです。ちょっといいですか？
看護師B：はい。
A師長　：この前、感染の監査がありましたね。そこで、二重手袋について指摘がありました。二重手袋を、（あなたは）すぐに中止してください。
看護師B：なんでですか？ ダメなんですか？ 効率もいいし、手荒れもしないんですけど。素手と同じように、ちゃんとアルコール擦式剤で消毒しているし、汚くなったら交換しています。
A師長　：指摘があったので、（あなたは）とにかくやめてください。
看護師B：私は、ずっとこれでやってきました。何がいけないのですか！
A師長　：……（困）。

「あなた」が強調された文章、看護師Bが責められている感じが伝わってきたでしょうか。これは **YOUメッセージ** といい、"あなたは"と評価している印象を与え、また"相手をこちらの思い通りに支配しようとする言葉"として受け取られるメッセージです。これでは古い慣習にとらわれ、新しいことを受け入れられないベテラン看護師Bを、さらに意固地にさせてしまいます。

一体、看護師Bのなかに何が起きているのか、一緒に紐解いていきましょう。

それぞれのルールや常識＝信念が対立している

みなさんは、**信念対立**という言葉を聞いたことはあるでしょうか。信念対立とは、「知らず知らずのうちに自分にとっての常識を拡大解釈し、それは他人にとっても常識だと思い込んだゆえに起こるいざこざのこと」[1]です。また、「特定の価値観を絶対視し、ほかに押し通そうとしたときに起こる問題」[2]ともいえます。対立にまで及ぶ信念とは、おのおののなかにひそむマイルール、「こうあるべき」「こうあらねば」の部分に当たります。

上記の事例を振り返ってみましょう。看護師長Aのなかには、「指摘されたこ

表-13	信念対立に陥りやすい人
①正義の人	信念：正しいことを正しく行うべきである
②方法の人	信念：どこかに正しい方法がある
③経験豊かな人	信念：経験こそが重要である
④(精神的に)マゾの人	信念：問題がないと頑張れない

（文献2より著者改変）

とは、すぐに改善すべき」「専門家の助言は守るべき」という常識＝信念があることが推察されます。「そんなの管理者なら当たり前のことでしょ」と感じているみなさん。実は、それが信念対立の火種になるのです。自分にとっての当たり前は、他者にとっての当たり前ではないことを意識しましょう。自分の価値観も相手の価値観も大事にする、これが良好なコミュニケーションの秘訣です。

　それでは、事例のベテラン看護師Bは、どのような常識＝信念を持っているのでしょうか。「仕事は効率よくするべき」「不要な手荒れは避けたい（避けなければ）」「手洗い回数は、なるべく少なくしたい（少なくしなければ）」など、さまざまな常識＝信念があることが推察されます。京極[2]によると、信念対立に陥りやすい人には4つのパターンがあります（表-13）。1つずつ見ていきましょう。

信念対立に陥りやすい4タイプ

❶ 正義の人

　Evidence-Based-Practice、つまりエビデンスを遵守していればOKと思い込み、そこに何ら疑問を感じていないタイプの人です。エビデンスは、あくまでも一般化されたデータであり、すべての人に当てはまるというわけではないということ、ケース・バイ・ケースであることを忘れないようにしましょう。

❷ 方法の人

　なぜこの組織で（その方法を）取り入れる必要があるのか、目的は何か、メリットは何か、これらを度外視し、単に方法だけにとらわれてしまうのがこのタイプ

です。いわゆる、「新しいもの好き」さんです。たとえば、新たな看護方式が紹介されると、自施設の看護体制も顧みず、モデル病棟もつくらず導入してしまう。現場は追いついていけず、疲弊し不満感ばかりが募っていきます。

❸ 経験豊かな人

ベテラン看護師に多く見受けられるタイプです。長年培ってきた豊富な看護経験を通して、教科書には載っていないようなマイエビデンスやマイルールを持っています。経験に裏打ちされた成功体験が、さらに独自の思考や手技を強めていきます。すると、自分の経験にそぐわない考え方や未体験のことに対しては、否定的になる一面が生まれてきます。新しいことを取り入れようとすると、いくら根拠を示しても受け入れてくれないことが多いのが特徴です。

❹（精神的に）マゾの人

何か火種や争いがないと頑張ることができない、信念対立に依存しているタイプです。一見正しいことを言うので、正常そうに見えるのですが、実は常にいざこざを探し、自ら仕掛け発生させていくこともあります。相手の粗探しばかりをしたり、愚痴が多かったり、コロコロと意見を変える人には要注意です。

信念は簡単には変わらない

今回のケースを照らし合わせると、看護師長Aは「正義の人」、ベテラン看護師Bは「経験が豊富な人」であることがわかります。相手の信念は、そう簡単には変わりません。また、相手の信念を評価することや指摘することが、指導の目的でもありません。お互いにどのような信念（＝常識）があるのか、その背景にある思考や感情にも意識を巡らせながら、まずは相手の話を聴くことがポイントです。また、ベテラン看護師は長年の経験に自負がありますので、行動変容を促したいときには「相談」というスタイルでアプローチすることも重要なポイントです。では改善例をみてみましょう。

寄り添う指導例　信念対立を意識した指導

A師長　ベテランB

お疲れさまです。いつもありがとう。あとで10分ほど、時間をつくってもらえますか？　①

はい、わかりました。

（夕方になり）

師長さん、今、大丈夫です。

Bさん、ありがとう。実は、ちょっと相談したいことがあって。この前、感染の監査があったでしょう。そのときに、二重手袋の指摘があって……（残念そうな表情）。ここは、この病棟をよく知るBさんに教えてもらいたいなと思って（期待の表情）。私も気にかけて見るようにはしていたんだけど、うちの病棟は二重手袋で作業する習慣がありますか？　②

まぁ、二重手袋の人と、そうでない人とがいますかね。

そうですか。ん……、二重手袋のメリットは何だろう……？　③

たぶん効率もいいし、手荒れもしないからじゃないですか？

ここがポイント！

① まずは労いの言葉をかけます。そして「ありがとう」で承認のメッセージを送り、その後で話をすることの許諾を得ます。大事な話を伝える場合には「あとで」という言葉を使い、相手に選択権を与えるとともに、言い訳を考える時間を与えます。勘のよい人であれば、おおよそ何の話かを予測し、言い訳を考え始めます。

② 次に「相談」という切り口で話を展開していきます。主語を「人」以外にすることがコツで、責められているという印象がずいぶんと和らぎます。

×：なぜ（あなたは）ミスをしたのですか？
○：どのような状況が、ミスを引き起こしたと思いますか？

また、勤続年数の長さをBさんの強みととらえ、それができるのはBさんだけだと遠まわしに役割期待を与えます。さらに「私も気にかけて見るようにはしていた」というメッセージを加え、放置はしておらず管理者として病棟を見ていることを伝えます。

③ ここでのポイントは、Bさん自身がどちらの立場であるかを、この時点では特定しないまま質問を続けることです。どちらかの立場を取ら

なるほど、だから二重にするのですね。たしかに、皮膚の弱い人は、手洗いで手荒れもするし、手荒れは感染の原因にもなるしね。④

はい、そう思います。それに、うちの病棟は手荒れのひどいスタッフが多いと思います。⑤

教えてくれてありがとう。皆が使用できるハンドケア用品を準備しますね。あと気になるのは、ラテックスアレルギーの人がいるかどうかだけど……。⑥

それは、大丈夫だと思います。

さっき効率がよいというメリットもあがっていたけど、具体的にはどんなふうに効率がよくなりますか？⑦

おむつ交換のときなど、上の手袋を一枚外せば次の患者へ移れるので、効率がよいようです。

なるほど、そういうことですね。今回、私もはじめて知ったんだけど、感染制御部の医師いわく、未滅菌手袋にはピンホールがあって、何度もアルコール擦式剤で消毒すると徐々にその穴が大きくなり、手袋の効果がなくなって看護師が媒介者になるらしいの。⑧

せてしまうと、本音を言いにくくしてしまうからです。また、悩んだり考え込んだりというスタイルは、相手に質問するスタイルよりも高等なテクニックです。問いやつぶやきで誘い水を向け、相手側からこちら側へと自然に歩み寄るような雰囲気を演出します。

④ いったん相手の言葉を受け止めます。行動の背景にあると思われる思考を伝え、確認します。

⑤ 否定せずに聴くことで、Bさんがとらえている世界が見えてきました。「手荒れを防ぐためには二重手袋はやむを得ない」という思考と同時に、スタッフのことをよく観察していることも把握できます。

⑥ 「ありがとう」を伝えることで、情報提供することがマイナスではないことを印象づけます。また、対処できる情報については、その場で対応することを伝えていきます。相手のニーズを充足することは、信頼関係の構築にもつながります。

⑦ 曖昧な内容があれば、質問をして確認していきます。そして、さり気なく現場の様子を確認します。事前に主任などから情報収集をしておくと、情報のズレがないかを確認することもできます。

⑧ 話は否定せず、いったん受け止めます。そのうえで、根拠を伝

177

私としては看護師の安全も守れないことが気になっているの。そこで、この病棟のことをよく知るBさんだからこそのお願いと相談なんだけど、どうやったら二重手袋が改善できるか、一緒に考えてもらえませんか？ ⑨

えます。「私も初めて知った」というフレーズを入れることで、<u>立場を同等にし、上から目線の印象にならないようにします。</u>

はい、わかりました。

⑨ 再度Bさんの強みを伝え承認し、<u>改善を行うチームの一員という役割を与え</u>、本人の行動変容へとつないでいきます。

＼ 解説！／

"べき"や"ねば"という思考は、偏っていたとしても長年続けることで真実となり、常識として認知されていきます。相手の信念変えるのではなく、その背景にある思考や感情をとらえ、相談のスタイルでアプローチしながら変容を促していきましょう。

教育はコミュニケーションです。それぞれの信念をとらえながら、柔らかいコミュニケーションを心がけましょう。

☑ 中堅・ベテラン育成ポイント❷

相手の信念を傾聴しながら、役割を与えて変容を促そう！

●引用参考文献
1) 京極真．信念対立解明アプローチ入門：チーム医療・多職種連携の可能性をひらく．東京，中央法規出版，2012, 22.
2) 前掲書1. 28.

第2章

4 中堅・ベテラン育成術

「師長になりたくない」副師長
〜管理職の魅力を伝える関わり方

 師長のお悩み

> 私の病棟には二人の副看護師長がいます。この病棟に私が着任して1年、二人ともよいリーダーシップを発揮し、活躍してくれています。さらなるキャリアアップを考え、そろそろ看護師長への推薦を検討しています。
>
> 今年度は定年退職となる看護師長が多かったこともあり、特別に二人とも看護師長として推薦できることがわかりました。さっそく面談を行い、看護師長に推薦したい旨を伝えたのですが、どちらからの返答も「副看護師長のままでいいです」というものだったのです。正直ショックでした。どのようにしたら次の世代を育成することができるでしょうか？

　自分の部下を看護師長へ推薦するのは素敵なことですね。いつか自分を超える人材を育成することを念頭に置いてスタッフ教育に励むことは、管理者として大切な心構えだと感じています。

　しかし、せっかくの機会だというのに、なぜ副看護師長は昇進を拒むのでしょうか。「管理よりも実践を続けたい」「肩書には興味がない」「看護師長の大変な姿を見ていると自分に務まる自信がない」「業務は大変なのに夜勤をしないぶんだけお給料が減るのは割に合わない」など、理由はさまざま聞かれます。では、どのように関われば昇進の話を受け入れてくれるでしょうか。看護師長への道は、実はスタッフ時代から始まっているのです。ここでは次世代の育成について解説します。

一方的に師長への推薦を伝える面談場面

A師長　：お疲れさまです。いつも本当にありがとう。今年は看護師長の退職が多かったこともあり、例年よりも多く看護師長の募集をするようです。副看護師長として日ごろから頑張ってくれている二人を、ともに看護師長に推薦したいと考えていますが、どうでしょうか？

（副看護師長BとCが顔を見合わせる）

B副師長：ありがとうございます。お気持ちはうれしいのですが、私は遠慮しておきます。まだ、患者さんのそばにいたいので……。

A師長　：あら、そうですか。Cさんはどう？

C副師長：私も、副師長としてやりたいことがあるので、まだいいです。

A師長　：あら、あなたも……。二人同時になんて、なかなかないことなのよ。もったいない……（困）。

（BとCは無言のまま、困った表情で再び顔を見合わせる……）

管理の仕事の魅力を伝える4つのポイント

　価値観が多様化する現代において、本人が希望しない管理職を強く勧めることはナンセンスかもしれません。しかし、少なくとも管理という仕事の楽しさや魅力は感じてもらいたいものです。そのために、どのような関わりが看護師長に求められているのでしょうか。いくつかの研究で明らかになっていることがありますので、そのなかから4つを抽出し、ご紹介します。

❶ 上司の背中を見せる

　身近な管理者モデルである上司の存在は、**観察学習の対象**となります。常に眉間にしわを寄せながら仕事をし、プライベートもなく仕事にいそしんではいませんか？　スタッフは、看護師長の姿から管理職に対するイメージを形成していきます。背中を見せるだけでは人は育ちませんが「いつか看護師長になりたい」というイメージを持たせるためには、いきいきと働く背中を見せる必要がありそう

です。「管理って難しい一面もあるけど、やりがいがある！」と感じる場面を意識的に見せ、共有できる場を持つことを心がけましょう。

❷ 歴代の看護師長をチェック

実は、現在の上司だけでなく、過去に出会った歴代の上司らとの関係性もキャリア発達に影響を与えることが知られています。昇格をかたくなに拒む理由には、副看護師長自身も気づかない過去の体験のなかに答えが隠されているのかもしれません。日常のコミュニケーションから、過去にどのような上司らと一緒に仕事をしてきたのか、"きく"ことを意識しましょう。本人の価値観や今後のキャリア設計などにも気をつけながら対話ができると効果的です。

❸ 困難な経験を学習のチャンスに変える

リーダーの成長には、困難な経験（医療事故、理不尽なクレーム、スタッフの途中退職など）から学習する能力が必要だといわれています。ベストセラーにもなった『置かれた場所で咲きなさい』（渡辺和子著）からも学べるように、偶然の出来事にも意味を見出し、前向きにとらえて取り組む人は成長します。ピンチをチャンスと考えて、副看護師長と一緒に取り組みましょう。どのような困難な出来事からも気づきを引き出し、学びにつなげる看護師長の振る舞いすべてが、副看護師長にとっては次期看護師長としてのトレーニングになります。**「経験」→「内省」→「概念化」→「実践」**という**経験学習のサイクル**を意識して循環させ、管理職としての対処能力を養い、副看護師長の自信につなげていきましょう。

❹ 新たな学習機会と肯定的なフィードバック

経験学習の促進には、**学習機会の追求**とフィードバックが欠かせません。とくに上司から与えられる**肯定的なフィードバック**は、安心して新しいことに挑戦する心を後押しします。やりがいのある仕事を提供し、肯定的な助言と指導を心がけ、不確かな状況でも勇気を持って行動できる人材を育成していきましょう。

それでは、先ほどの改善例を一緒にみていきましょう。

寄り添う指導例 ／ 看護師長への推薦を伝える面談

A 師長 B 副師長

じっくりと対話したいので、一人ずつ面談を行います。①

お疲れさまです。いつも本当にありがとう。今年は看護師長の退職が多かったこともあり、例年よりも多く看護師長の募集をするようです。副看護師長として日ごろから頑張ってくれているBさん、Cさんを、ともに看護師長に推薦したいと考えていますが、どうでしょうか？ ②

ありがとうございます。お気持ちはうれしいのですが、私は遠慮しておきます。まだ患者さんのそばにいたいので……。

あら、そうですか。残念ですが、私はBさんの考えも尊重したいので、今日は少しだけ詳しく聞かせてもらってもいいですか？ やはり看護師長には大変そうなイメージがありますか？ 私がそう見せてしまっているかしら。ごめんなさいね。③

いえ、そんなことはないです。A師長が来てから、管理って大変だけど、楽しい仕事なんだなって感じられるようになりました。難しい問題が起きても、決定事項を下ろすだけじゃなくて、いつも一緒に考えるところから入らせてくれるので。こう考えればいいのかって、過程もわかって勉強になっています。④

ここがポイント！

① よい話なので、二人一緒に面談をしようという考え方もありますが、二人の間に微妙な上下関係や遠慮があると、本音で話すことができません。ここはあえて個別に面談を行い、思いを掘り下げていきます。

② 「推薦します」という言い切りではなく、あくまで<u>提案</u>というかたちでアプローチします。そしてもう一人の副看護師への遠慮が生じることも考慮し、二人とも推薦することを伝えます。ただ、二人ともに昇格となると、一方が、あるいは双方ともこの病棟を異動することになるので、そのあたりの不安が生じることも念頭に置いておきましょう。もし、表情が曇ったりすれば、このあとの会話で不安を傾聴していきます。

③ まずはB副看護師長の言葉を受け入れます。そして、考えを尊重し、無理強いはしないというメッセージを伝えたうえで、<u>相手の思いに寄り添いながら掘り下げていきます</u>。ここはあえてへりくだり、自分の普段の振る舞いがよくなかったのかと、投げかけます（普段から適切な関わりができていることが大前提です）。

④ 日ごろから、何か困難な問題が生じたときには、副看護師長を巻き込みながら問題解決に取り組みま

あら、うれしい。ありがとう。具体的には、どのような場面で楽しいと感じられましたか？ ⑤

たとえば勤務表づくりとか（笑）。今までは面倒な印象しかなかったんですけど、「これはスタッフのモチベーションアップにもつながる、世界でひとつだけの大事なカレンダーづくりなの」って、A師長がおっしゃったとき、何だか目からウロコでした。

正直に言うとね、最初は面倒だなと感じることもあったのよ。でも、自分がスタッフだったころを思い出すと、勤務表ってやっぱり大事でしょ。休み希望が通っているとか、組み合わせがいいと、それだけでテンションが上がるでしょ。だからね、ちょっとした工夫で、みんながモチベーション高く仕事をしてもらえるなら、それがベストと考えているの。「他者を動かして、いかに成果を出すか」。これが管理の面白さなのよ。⑥

そういう管理的な視点を持ちつつも、スタッフに寄り添う気持ちを忘れないところがすごいなって。だから、管理って面白いなって思えるようになりました。⑦

ありがとう。何だか照れるわ。状況をとらえて概念化する能力と、それを言語化できるところが、Bさんのいいところですね。⑧

しょう。副看護師長らにも発言の機会を与え、方針の決定に関わらせることがポイントです。結果だけを伝えるのではなく、方針決定の段階から関与することがモチベーションアップにもつながります（フェアプロセス）。

⑤ ここを具体的に聴くのがコツです。どのような場面を楽しいと感じているのかを理解することで、その後のアプローチ方法の示唆を得ることができます。たとえ昇格を断られたとしても、管理が楽しいと感じてもらえていることは評価できるポイントです。本人が楽しいと感じている場面を意識して関連する仕事を与え（新たな学習機会）、振り返り（肯定的なフィードバック）を行うことで、管理への興味と自信が増していくことが期待できます。

⑥ 本音を伝えることで、相手も心を開きます。かつ自分なりの考え方を伝えて共有しておくことは、チーム活動を円滑にさせます。実践家は自ら動き成果を出す人ですが、管理者は他者を動かしチームの成果を出す人であり、その転換が求められます。また、この役割転換ができることが、看護師長への道につながるのです。

⑦ 日ごろの看護師長の関わりが、しっかりととらえられている様子がB副看護師長の言葉から伝わってきます。管理的な能力の高さはもちろん、看護師長の人間味が、スタッフの心を動かすのです。

⑧ 漠然と承認するのではなく、具体的にどこがよいのか伝えるこ

> ありがとうございます（照）。

 では、どんな過去の経験が看護師長になることを敬遠させていますか？ ここはぶっちゃけトークで……。⑨

> はい、実は……（以下、略）。

とは、モチベーションアップにもつながります。

⑨ なかなか過去の管理者と話ができることはありませんので、こういう機会にしっかりと押さえておきましょう。対象理解につながるほか、今後の副看護師長のキャリア設計を一緒に考える時間にしましょう。

＼解説！／

これまで出会った多くの管理者が、キャリア発達に影響を与えています。そのことを意識しながら、日ごろからスタッフと関わりましょう。

☑ **中堅・ベテラン育成ポイント❸**

4つのポイントを意識して、管理の仕事の魅力を伝えよう！
①上司の背中を見せる
②歴代の看護師長をチェック
③困難な経験を学習のチャンスに変える
④新たな学習機会と肯定的なフィードバック

●引用参考文献
1）水野暢子. 看護中間管理者のキャリア発達過程とそれに関連する要因. 日本看護研究学会誌. 36(1), 2013, 81-92.
2）狩野京子. 中堅看護職者のキャリア成熟に関する研究：看護師長によるサポートとキャリア成熟との関連. 日本医学看護学教育学会誌. 24 (1), 2015, 28-35.
3）中原淳. マンガでやさしくわかる部下の育て方. 東京, 日本能率協会マネジメントセンター, 2017, 224p.

第2章

4 中堅・ベテラン育成術

活気のないカンファレンス
〜スタッフ育成の場にするためには

師長のお悩み

　新人の看護師長です。師長代行を経て師長の業務については理解していたつもりでしたが、実際は想像以上に責任が重く、やらなければならないことに追われる毎日です。

　最近の悩みはカンファレンスです。よほど忙しくない限り、午後一番に30分ほど時間を取り、内容に応じて全体またはチームごとに分かれて話し合う場を設けています。しかし発言は少なく、そこに座っているだけで"やらされ感"たっぷりのスタッフの姿に腹立たしくなることもたびたび。せっかく皆が集まるのだから、もっと活発な意見交換の場にしたいのですが、どのようにすればよいでしょうか。スタッフの成長も考え、司会を副看護師長やリーダーに任せていますが、私が行ったほうがよいでしょうか。

　せっかく皆が集まるカンファレンスの席で、内職をしていたり、食後でウトウトしていたり、なぜかこの時間だけ積極的にナースコールを受けて席を立ったり……。その場にいるだけで話し合いに参加できていない人がいること、ありますよね。スタッフ皆の貴重な時間と労力を割いているものの、果たしてそれに見合うだけの価値あるものにできているでしょうか。ここでは、効果的なカンファレンスのもち方について解説します。

準備不足のカンファレンス

看護師長A、副看護師長Bを中心にスタッフが集まり、病棟改善について話しています。

A師長　　：今日のカンファレンスの準備、大丈夫ですか？　朝礼でみなさんには声をかけておきますね。
B副師長：はい、ありがとうございます。
（カンファレンスが始まる。病棟の課題について10分ほど説明がある）
B副師長：というわけで、これらの課題を解決するための取り組みを、皆で考えていきたいと思います。何か意見はないでしょうか。
スタッフ：……。
B副師長：何かないですか？　何でもいいですよ。
スタッフ：……。
B副師長：意見はないのですか？　みなさんの病棟ですよ！
スタッフ：……（怖）。

効果的なカンファレンスのための準備

　経済的な側面から考えると、カンファレンスの時間もお給料は発生しています。あるサイトによれば、パートタイム看護師の時給は全国平均で1,531円です。たとえば10人のスタッフが60分カンファレンスをすると、15,310円の経費が生じます。厳密に言えば、その10人のなかには、全国平均以上のお給料をもらっているスタッフがいるでしょうから、約20,000円のカンファレンスをしていることになります。

　重要なのは経済的なことだけではありませんが、それだけの価値がある時間にするためのコツを押さえていきましょう。それには、事前準備が肝心です。

STEP❶ カンファレンスの目的をとらえる

　病棟で行われる会議の目的は、①情報収集・分析・共有化、②問題解決、③意

識統一、④**人材育成・教育**、の４つに分類されます[1]。会議の目的を明確にし、目的達成に向けて、どのような準備が必要なのかを考えましょう。

STEP❷ メンバーの選出と役割の共有

会議の目的に応じて、誰に出席してもらう必要があるのか、メンバーを吟味しましょう。出席する意味が明確になることで、スタッフの役割意識も高まり、"やらされ感"が払拭されます。会議の目的とともに、出席者に求める役割についても伝えておくことが肝心です。

STEP❸ 開催時間の検討

開催する時間帯と所要時間を検討しましょう。参加者が出席しやすい時間帯に設定する配慮はもちろん、会議の所要時間も十分に吟味しましょう。効率のよさも意識して時間設定をするには、次のSTEP④にある事前の資料準備がカギとなります。

STEP❹ 資料準備

活発な意見交換を期待するならば、材料となる情報が必要になります。参加者も事前に情報を得られていたほうが、議案ついて考えてくる時間を確保できるため発言もしやすくなります。もし資料作成が間に合わない場合には、会議の目的や会議内で検討する項目だけでも事前に共有できると効果的です。

STEP❺ 実施

会議の冒頭で、会議の目的と時間、この時間内に何を、どこまで進めたいのかを共有しましょう。ゴールを共有し、何に取り組むかがわかれば、参加者もやるべきことが明確になり協力的になります。

以上の５つのステップを意識しながら、先ほどの場面を改善してみましょう。

寄り添う指導例　カンファレンス1週間前の準備の場面

A師長　B副師長

看護師長Aが副看護師長Bと次のカンファレンスの進め方について話しています。

> 今回のカンファレンスの目的は「問題解決」、病棟改善に向けた案を皆で出し合うことでしたね。①

> はい。

> こういう改善案を検討するときは、コアメンバーだけを招集するのが通例ですが、どう思いますか？②

> スタッフの立場で考えると、改善案を提示されるだけだと受け身になりがちですし、無茶な改善案だと感じるかもしれません。だから皆で考えて、実際に取り組める内容にできればと思います。

> そうですね。なるべく多くの人に参加してもらい、固すぎず、若手からの意見も大事にしながら進めていきましょう。③

> はい、ありがとうございます。

> なるべく多くの参加者が、グッと集中して、かつアイデアも出し合うとなると、会議の時間帯はいつごろがベストでしょう？　ナースコールが多いみたいだし、昼間に行うのはどうかと思っていて……。

ここがポイント！

① 「○○だからできるだろう」ではなく、事前に司会役と打ち合わせを行い、会議の目的と準備状況を確認します。司会役を経験させることは本人の成長にもつながりますが、<u>成功体験につなげるには、事前の打ち合わせが肝心</u>です。（STEP①カンファレンスの目的をとらえる）

② 会議の目的によって招集するメンバーは違います。ここで押さえておきたいのは、<u>フェアプロセス</u>という組織マネジメントの考え方です。結果がいかにプラスのことであっても、そのプロセスに納得がいかないと不信感が高まり、やる気を失ってしまうのです。<u>何かを改善したいならば、その改善案を検討する過程にスタッフを参加させましょう</u>。自分たちで話し合って、納得した内容を改善案として業務に取り入れていくことが、モチベーション維持のコツです。（STEP②メンバーの選出と役割の共有）

③ 会議では若手の意見にも耳を傾けましょう。また、若手に発言の機会を設けることで、組織の一員であることを意識させるだけでなく、<u>論理立てて話をする</u>トレーニングにもなります。（STEP②メンバーの選出と役割の共有）

はい。今、ナースコールも多いので、昼間だと集中できないかもしれません。夕方以降でどうでしょうか。④

いいですね。少しお菓子も準備して、病棟会の時間を活用して実施しましょう。ただ、あまり長くなると集中力も続かないから、会議の所要時間もポイントですね。どのくらいがよさそうですか？ ⑤

お菓子をつまみながら、皆でやいのやいの言えたとしても、30分？

賛成！ 30分で実施しましょう。次に資料ですが、事前にスタッフへのアンケートや、患者さんや多職種からの意見もふまえながら病棟の課題を分析できていましたね。きれいにまとめてくれてありがとう。その資料を限られた時間で効果的に活用するために、どのような工夫ができるでしょうか？ 説明するとしたら、どのくらいの時間がかかりそう？ ⑥

早口で説明しても10分はかかると思います。効率よくするには……、あっ、事前に配布して読み込んできてもらいましょうか。あと、1つくらいは改善案も考えてきてもらえるとスムーズかもしれません。⑦

④ 副看護師長は看護実践と看護管理の両方を担っているため、看護師長以上にスタッフや病棟の状況を理解している一面があります。看護師長が抱く懸念を共有し、一緒に検討できるとよいでしょう。（STEP③開催時間の検討）

⑤ <u>アイデアを出してほしいときには、リラックスした雰囲気で</u>できるとよいでしょう。また、会議の所要時間も重要です。とくに夕方の時間帯に実施する場合には、できるだけ短時間で、効率よくできる工夫をしましょう。1時間と30分では、だいぶ印象が違いますね。

⑥ 改善案を検討する際には、その<u>前段階となる現状分析がカギ</u>となります。そして、その分析結果を読み込むには、それ相応の時間が必要となります。分析結果を事前配布し、しっかりと読み込んできてもらうのがコツです。当日に配布されても読み込む時間がないので、できれば1週間前には配布できるとよいでしょう。ただし、当日までに読む時間がとれない人もいることを考慮し、重要なポイントだけは会議のなかで、2～3分程度で共有するようにしましょう。（STEP④資料準備）

⑦ <u>会議では、皆が集まったからこそできることに注力できるよう</u>意識しましょう。事前に一人でできることは前もって伝え、やってきてもらうことで効率よく会議を進められます。（STEP④資料準備）

いいですね、そうしましょう。当日参加できない人の意見も大切にしたいので、その人たちは同期かチームリーダーに改善案を託すように伝えておけるといいですね。⑧

⑧ 当日、夜勤や週休で参加できない人も大事な病棟の一員です。その人たちの意見が届くような<u>窓口を明確に示しておく</u>ことも重要です。
（STEP④資料準備）

はい、伝えておきます。

＼ 解説！／

カンファレンスのもち方ひとつを意識するだけでも、スタッフの育成や動機づけにつながります。職場は皆でつくるもの。スタッフを、組織づくりにコミットさせましょう。

> ☑ **中堅・ベテラン育成ポイント❹**
>
> 5つのステップで育成につながるカンファレンスにしよう！
> ①カンファレンスの目的をとらえる
> ②メンバーの選出と役割の共有
> ③開催時間の検討
> ④資料準備
> ⑤実施

●引用参考文献
1）山中寛惠. 病棟マネジメントに役立つ！みんなの看護管理. 任和子編集. 東京, 南江堂, 2013, 143-4.

索引

あ

アサーション — 40
アンガーマネジメント
——— 67,85,106
安全基地 — 19,31,57,64,126
アンドラゴジー — 45
暗黙のルール — 35
インシデント — 31,77
ウィンザー効果 — 83

か

学習機会 — 181
学習性無力感 — 158
かるがも実習 — 50
環境支援 — 57
環境調整 — 56,90,101
看護記録 — 113
観察学習 — 180
患者安全
——— 32,58,62,82,89,160
カンファレンス — 185
キャリア志向 — 151
クローズド・クエスチョン
——— 159
ケアリング — 33,71
経験学習 — 181
傾聴
——— 21,40,67,90,129,
141,158,178
コーチング — 48,53,56

さ

自己教育力 — 48
自己効力感 — 48,55
シミュレーション教育
——— 57,131
熟達の10年ルール — 54
手段的支援 — 155
情緒的支援 — 155
承認欲求 — 20,57,61

職位という勾配 — 126
信念対立 — 172
心理的リアクタンス — 145
スモールステップ
——— 47,56,66,96,120,136
成功体験
——— 48,56,96,162,170,175,188
省察的実践家 — 56
成人教育 — 45,76,160
セキュアベース — 20
ゼロポジション — 22,125
組織貢献 — 39,148,164
ソリューション・フォーカス
ト・アプローチ — 132

た

対人関係の壁 — 74
ティーチング — 45,122

な

ニーズ
——— 22,38,46,70,76,110,
129,139,160,177
認知的徒弟制理論 — 52

は

発達の最近接領域 — 48,171
ピグマリオン効果 — 13
ヒドゥン・カリキュラム
——— 36
氷山モデル — 21,78,158,162
ファシリテーション — 18,122
ファシリテーター — 18,57,72
フィードバック
——— 57,105,129,181,183
フェアプロセス — 183,188
不都合な信念 — 127
負のスパイラル — 69,78,81
ペーシング — 22
ペダゴジー — 45
防衛機制 — 127

ま

マイルール — 10,102,172
マイルストーン — 146
マズローの欲求5段階説
——— 20,159
学びほぐし — 8
見える化 — 146
ミラーリング — 23
未来肯定型 — 99,106,135,141
未来志向型 — 84,133
メンタルモデル — 68
モチベーション
——— 47,57,60,67,70,
81,107,154,164,183
問題解決 — 182,186,188
問題解決型思考
——— 16,26,95,132,141

や

役割転換 — 183
よく考えられた練習 — 55

ら

ラベリング
——— 13,18,22,32,61,134
ラポール形成 — 23,158
リフレイン — 96
リフレーミング — 18,57,78
ロールモデル
——— 60,62,71,81,110,130
ロジカルコミュニケーション
——— 138
ワークライフバランス — 153

A～Z

DESC — 43
Iメッセージ — 38,104,111,164
OJT — 71
PNS — 60
YOUメッセージ — 38,173
WEメッセージ — 39

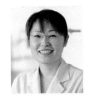

◆著者プロフィール
内藤 知佐子（ないとう・ちさこ）
愛媛大学医学部附属病院 総合臨床研修センター 助教
1976年埼玉県生まれ。1999年国際医療福祉大学保健学部看護学科卒業、同年東京大学医学部附属病院勤務。2004年新潟県立看護大学大学院成人看護学講座助手、2008年同大学院看護学修士課程修了。同年京都大学医学部附属病院看護部管理室勤務、教育担当。IVナースおよびインストラクターの育成に尽力。2010年総合臨床教育・研修センター助教。2020年京都大学大学院医学研究科人間健康科学系専攻先端看護科学コース先端中核看護科学講座生活習慣病看護学分野研究員。2022年より、現職。医学教育やシミュレーション教育を通して指導者の育成に取り組んでいる。

本書は、小社刊行の雑誌『ナーシングビジネス』2016年7号（10巻7号）～2017年8号（11巻8号）連載「師長のための教え方講座」、2017年9号（11巻9号）～2019年5号（13巻5号）連載「スタッフに寄り添う育成術」を元に、大幅に加筆・修正を加えて刊行されたものです。

看護管理者のための「教え方」「育て方」講座
―誰も教えてくれなかった最強のファシリテーション＆コーチング術

2019年8月15日発行　第1版第1刷
2023年12月20日発行　第1版第7刷

著　者　内藤 知佐子
発行者　長谷川 翔
発行所　株式会社メディカ出版
　　　　〒532-8588
　　　　大阪市淀川区宮原3-4-30
　　　　ニッセイ新大阪ビル16F
　　　　https://www.medica.co.jp/

編集担当　永坂朋子
編集協力　松岡亜希
装　　幀　臼井弘志
本文イラスト　岡澤香寿美
印刷・製本　三報社印刷株式会社

© Chisako NAITOU, 2019

本書の複製権・翻訳権・翻案権・上映権・譲渡権・公衆送信権（送信可能化権を含む）は、（株）メディカ出版が保有します。

ISBN978-4-8404-6913-5　　Printed and bound in Japan

当社出版物に関する各種お問い合わせ先（受付時間：平日9：00～17：00）
●編集内容については、編集局 06-6398-5048
●ご注文・不良品（乱丁・落丁）については、お客様センター 0120-276-115